JN248519

フワフワするめまいは食事でよくなる

2200万人が悩む「浮動性めまい」の治し方

坂田英明
川越耳科学クリニック院長

マキノ出版

はじめに

みなさんは「めまいがする」というと、どのような状態を思い浮かべるでしょうか。おそらく、ほとんどのかたが、周囲の景色や天井がグルグルと回る様子をイメージすることでしょう。漫画やアニメなどでも、車に酔ったり、回転するイスから立ち上がったりしたときに、目を渦巻き状に描いたり、頭上に渦巻を浮かべたりして、めまいを起こしている様子を表現しています。

めまいの種類はいくつかありますが、発生機序から区分すると、こうした回転性めまいと、体がフワフワするような浮動性《ふどうせい》めまいに大別されます。そして、前述したように、めまいといえば周囲がグルグルと回っているように感じる回転性めまいのほうが圧倒的に知られています。

現在、日本には、めまいの患者さんが約3000万人いると推定されています。日本の人口が約1億2600万人ですから、おおよそ4人に1人はめまいに悩まされていることになります。実は、このうち、回転性めまいは800万～1000万人で、実に2000万～2200万人は浮動性めまいなのです。

回転性めまいの約2倍もの患者さんがいながら、なぜ、浮動性めまいは一般的にあまり知られていないのでしょうか。その理由については第1章でくわしくふれているので、ここでは簡単なヒントだけを出しておきましょう。

先ほど、めまいは「発生機序から区分すると」回転性めまいと浮動性めまいに大別されると述べました。この発生機序の違いが、大きな原因となっているのです。

発生機序が違えば、当然、その対処法も違ってきます。そうした背景から誕生したのが本書です。

本書は、浮動性めまい、すなわち、フワフワするめまいを、食事を中心とした生活習慣の改善によって撃退する方法を公開した、本邦初の書籍です。

高血圧や糖尿病、脂質異常症《ししついじょうしょう》（血中の脂質が異常に多い状態＝高脂血症《こうしけっしょう》）といった内科領域の疾患《しっかん》に対しては、食事療法がよく知られています。また、最近では、ガンの食事療法もかなり一般的になりました。しかし、耳鼻咽喉科《じびいんこうか》の領域での食事療法というのは、おそらくほとんどのかたが初めて耳にしたのではないでしょうか。

耳鼻咽喉科領域の疾患であっても、食事を中心とした生活習慣の改善は、きわめて高い効果をもたらします。なぜなら、フワフワするめまいの発生機序は、生活習慣と大きくかかわっているからです。実際、当院の多くの患者さんが、生活習慣の改善によってフワフワするめまいを克服しているのです。

薬などにたよることなく、自分で自分の病気を治すために、本書がお役に立つことができれば、著者として望外の喜びです。

2021年5月

坂田《さかた》英明《ひであき》

フワフワするめまいは食事でよくなる［目次］

はじめに……1

第1章 急増するフワフワめまいの正体

めまいとは何か……10
めまいが起こるメカニズム……13
「浮動性めまい難民」が続出している理由……17
浮動性めまいの意外な原因……19
フワフワめまいの検査と治療……23
フワフワめまいは自分で改善できる……31
カギは「腸内時計」をリセットする食事……36

第2章 フワフワめまいに効く食事

フワフワめまいに効く食事の基本6箇条……40
朝起きたらすぐにコップ1杯の白湯を飲む……42
朝食では体を温める食材をとる……44
昼食は軽めにして80～100グラムの糖質を摂取する……46
おやつにはコップ1杯の常温のハチミツレモン水を飲む……48
夕食では体を冷やす食材をとる……52
寝る前にコップ1杯の冷たい水を飲む……55
グラフ　フワフワめまいに効く食事　特選5日間レシピ……57

第3章　フワフワめまいに効果的な日常生活の工夫

日常生活の工夫が食事の効果をより高める……90
毎朝同じ時間に起きて朝日を浴びる……90
一日7時間の睡眠時間から逆算して就寝時刻を決定……92

カフェインとアルコールの摂取に注意する……94
四股踏みで平衡感覚を鍛える……97
臨床の現場で高い成果をあげている「めまい体操」……100

第4章 フワフワめまいを自力で克服した体験者の手記

高校時代から続いていたフワフワめまいが
半年後にはまったく出なくなり
体温が上がって夏場の冷房も苦にならなくなった……112
仕事にも支障をきたしていたフワフワめまいが
すっかり鳴りを潜め
いつ襲われるのだろうという恐怖感から解放された……118
ある朝突然現れたフワフワめまいが
1ヵ月後にはほとんど気にならなくなり
自分で体調をコントロールできるようになった……124

右前下小脳動脈塞栓による耳の閉塞感が取れ
フワフワめまいも回転性めまいも
3ヵ月で起こらなくなった……130
亜鉛不足が原因のフワフワめまいが
まったく起こらなくなり5・2キロもやせたうえに
全身のだるさが消えてそう快な毎日……136
おわりに……142
参考文献……145

装丁・本文デザイン＝はんぺんデザイン
装画＝あべゆきこ／（株）i and d company 岡安俊哉
本文イラスト＝勝山英幸
図版作成＝田栗克己

第1章

急増する
フワフワめまいの正体

めまいとは何か

耳の障害が原因で起こる症状にはさまざまなものがありますが、そのなかでも突出して多い三大症状といえば、耳鳴り、めまい、難聴《なんちょう》があげられます。いずれも、日常生活に大きな支障をきたす、患者さんにとって非常につらい症状といえるでしょう。

この三者は、さまざまな部分でつながっており、セットになって現れやすいという特徴を持っています。また、ほかの症状の前兆《ぜんちょう》として発症することもあります。そのなかでもめまいは、立っていることもできなくなるほど、大きな負担を患者さんに強《し》いる症状として知られています。

めまいとは、自分や自分の周囲が動いていないにもかかわらず、動いているように感じる感覚異常のことを指します。突然、天地がひっくり返ったかのような感覚に襲われたり、体がフワフワとたよりなく揺れているように感じたり、足が地につかないような不安定な状態に陥《おちい》ったりして、ひどいときには吐《は》きけをもよおすこともあります。こうした症状に襲われると、多くの人は立っていられなくなり、その場にしゃがみ込んだり、倒れたりします。これは非常に危険な状態といえます。

もちろん、先にあげた三大症状の残りの二つである耳鳴りも難聴も非常につらい症状です。四六時中、耳の中で「キーン」「ジージー」とした音が鳴り響いていると、まともに眠ることもできなくなり、人によっては「発狂しそうになる」ともいいます。難聴の場合は、なんといっても人とのコミュニケーションに大きな支障をきたすことから逃れられません。また、周囲の物音を聞き取りづらいので、危険を察知することもむずかしくなるでしょう。

しかし、めまいは、それ以上に危険な症状です。街中を歩いているときにめまいに襲われ、転倒してしまったら、頭を強打する可能性が高くなります。車の運転中にめまいが起こったら、大事故を起こしかねません。めまいそのもので死ぬことはなくても、間接的に命を落とす危険性が非常に高いのです。

加えて、めまいは、ケガや皮膚科の疾患《しっかん》のように、症状が目に見えるものではないので、つらさが本人にしかわからないという側面を持っています。仕事中にめまいを起こして横になっていたら、周囲から「サボっている」などと誤解されるケースも決してめずらしくありません。

こうしためまいに悩む人は年々ふえています。「はじめに」でもふれたように、日本人のおおよそ4人に1人はめまいを抱えているのです。

なぜ、めまいの患者さんがふえ続けているのでしょうか。めまいの原因には、体質的なものののほかに、ストレスや加齢、生活習慣、社会環境などがあります。つまり、めまいは、その時代や社会の情勢を反映しやすい現代病ともいえるのです。とくに、ストレスが蔓延し、常に閉塞感《へいそくかん》がつきまとう現代社会において、めまいに悩む人がふえ続けているのは、ある意味、当然のことなのかもしれません。

また、社会環境という点では、毛染めと携帯音楽プレイヤーの普及が大きく影響しています。髪を茶色や金色に染める毛染めは、若者だけでなく、最近では中高年にも広く普及しています。白髪を隠したいこともあってか、あざやかなパステルカラーの髪をした高齢者もよく目にします。しかし、毛染め液の中には、アニリン色素という染料の成分の誘導体《ゆうどうたい》（アニリンを変化させた化学物質）が含まれています。アニリン色素は、髪から頭皮《とうひ》にしみ込み、前庭小脳《ぜんていしょうのう》に蓄積して、めまいや耳鳴り、難聴を引き起こすのです。誘導体とはいえ、アニリン色素の毒性は残っています。しかも、アニリン色素は体内に吸収されると排出《はいしゅつ》されにくいため、毛染めをくり返すほど、めまいを起こしやすくなります。

携帯音楽プレイヤーの影響も見逃すことができない、めまいや耳鳴り、難聴の原因の一つです。最近では、電車の中や街中で、ヘッドホンやイヤホンを使って、携帯音楽プレイヤーやスマートフォン（スマホ）、携帯電話などにダウンロードした音楽を楽しむ人の姿が、すっかり定着した感があります。問題は、このヘッドホンやイヤホンにあります。ヘッドホンやイヤホンを使って、長時間、大きな音響を耳にしていると、当然、内耳《ないじ》には大きな負担がかかり、毛染めと同様に、めまいや耳鳴り、難聴を発症しやすくなるのです。また、ヘッドホンやイヤホンを使わなくても、クラブやライブハウスなどで大音響にさらされることも、現代人に内耳の障害がふえている一因といえるでしょう。

なお、健康な人にもめまいが起こることはあります。みなさんのなかにも、睡眠不足や過労から、体がクラッとした経験のあるかたがいるのではないでしょうか。このような場合、じゅうぶんな睡眠をとって、体を休ませた結果、症状がおさまったなら、一過性のものなので心配ありません。ただし、そのようにしても症状がおさまらなかったり、くり返したりする場合は、なんらかの病気が隠れている可能性があります。

めまいが起こるメカニズム

前項で、「めまいとは、自分や自分の周囲が動いていないにもかかわらず、動いているように感じる感覚異常」と述べました。簡単にいうと、めまいは、感覚異常、すなわち、感覚のズレによって起こるのです。そのメカニズムを説明する前に、耳の構造について解説しておきましょう。

左ページの図をご覧ください。耳の中は、体の外側に近いところから順に、外耳《がいじ》、中耳《ちゅうじ》、内耳に分けられます。外耳は耳の穴から鼓膜《こまく》の手前までを、中耳は鼓膜の手前から内耳の手前までを、内耳はその奥の部分を指します。

このうち、めまいと関係するのは、平衡感覚《へいこうかんかく》をつかさどる内耳です。内耳には、鼓膜から伝わった音の振動を電気信号に変える蝸牛《かぎゅう》と、体のバランスを整える三半規管《さんはんきかん》と耳石器《じせきき》があります。三半規管と耳石器を合わせて前庭迷路《ぜんていめいろ》と呼びます。

前庭迷路のうち、三半規管は回転運動を感じ取ります。三半規管には、前半規管、後半規管、外側半規管《がいそくはんきかん》という三つの半円形の管《くだ》があり、前半規管と後半規管は垂直方向の回転運動を、外側半規管は左右の水平方向の回転運動を感じ取ります。三半規管の中はリンパ液で満たされており、その流れ方によって、三つの管の中にある感覚細胞が、頭がどのような速さで、どの方向に動いたのかという情報をキャッチします。

一方の耳石器は体の傾きや直線運動を感じ取ります。耳石器の中には、平衡砂《へいこうさ》という炭酸カルシウムの結晶が入っており、体が傾いたり、重力がかかったりして平衡砂が動くと、その動き方を感覚細胞が受け取って、体の傾き方と直線運動を感じ取ります。

耳の構造

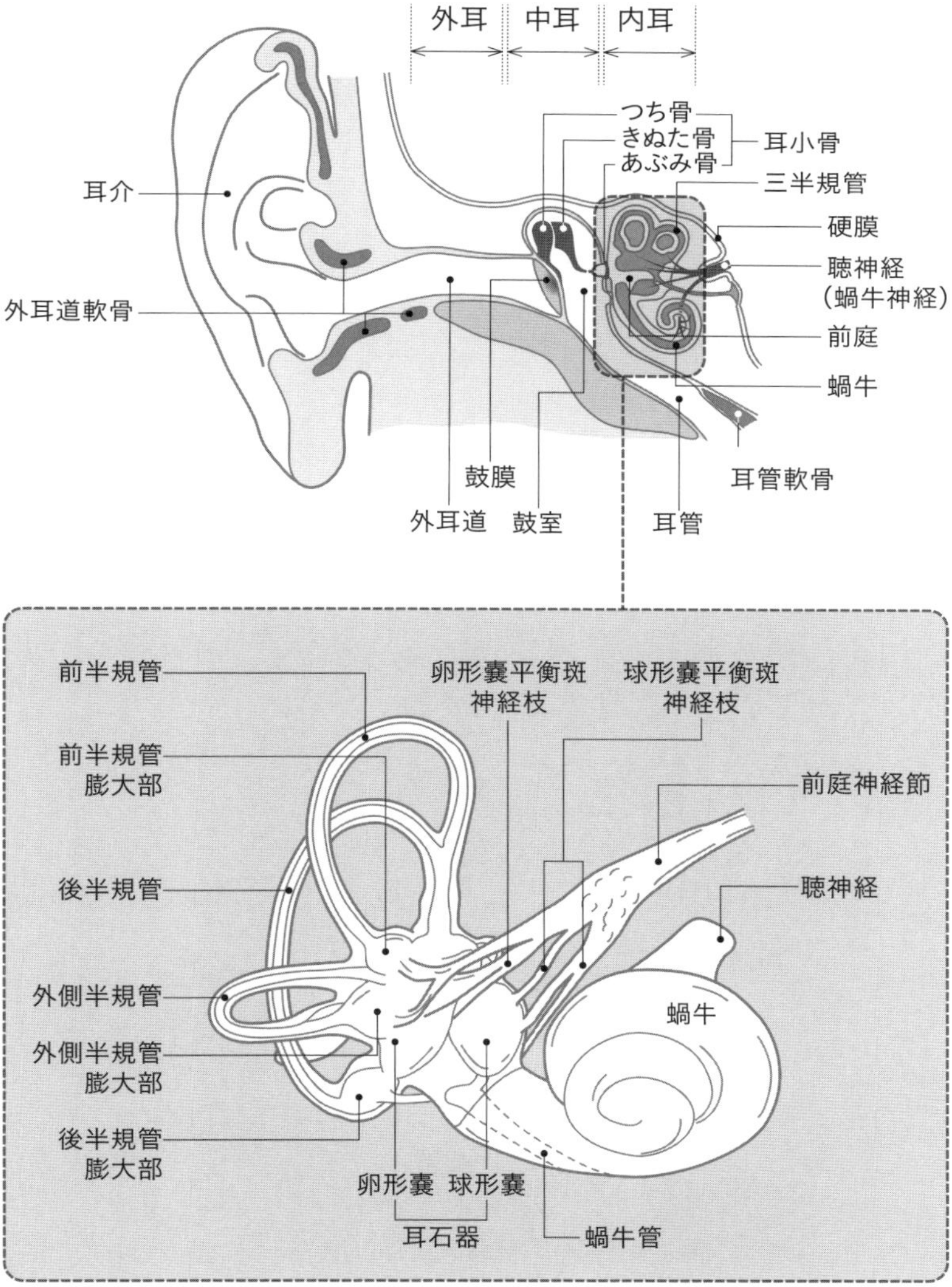
外耳
中耳
内耳
つち骨
きぬた骨
あぶみ骨
耳小骨
三半規管
耳介
硬膜
聴神経
(蝸牛神経)
外耳道軟骨
前庭
蝸牛
耳管軟骨
鼓膜
外耳道
鼓室
耳管
前半規管
卵形嚢平衡斑
神経枝
球形嚢平衡斑
神経枝
前半規管
膨大部
前庭神経節
後半規管
聴神経
外側半規管
蝸牛
外側半規管
膨大部
後半規管
膨大部
卵形嚢
球形嚢
耳石器
蝸牛管

めまいが起こるメカニズム

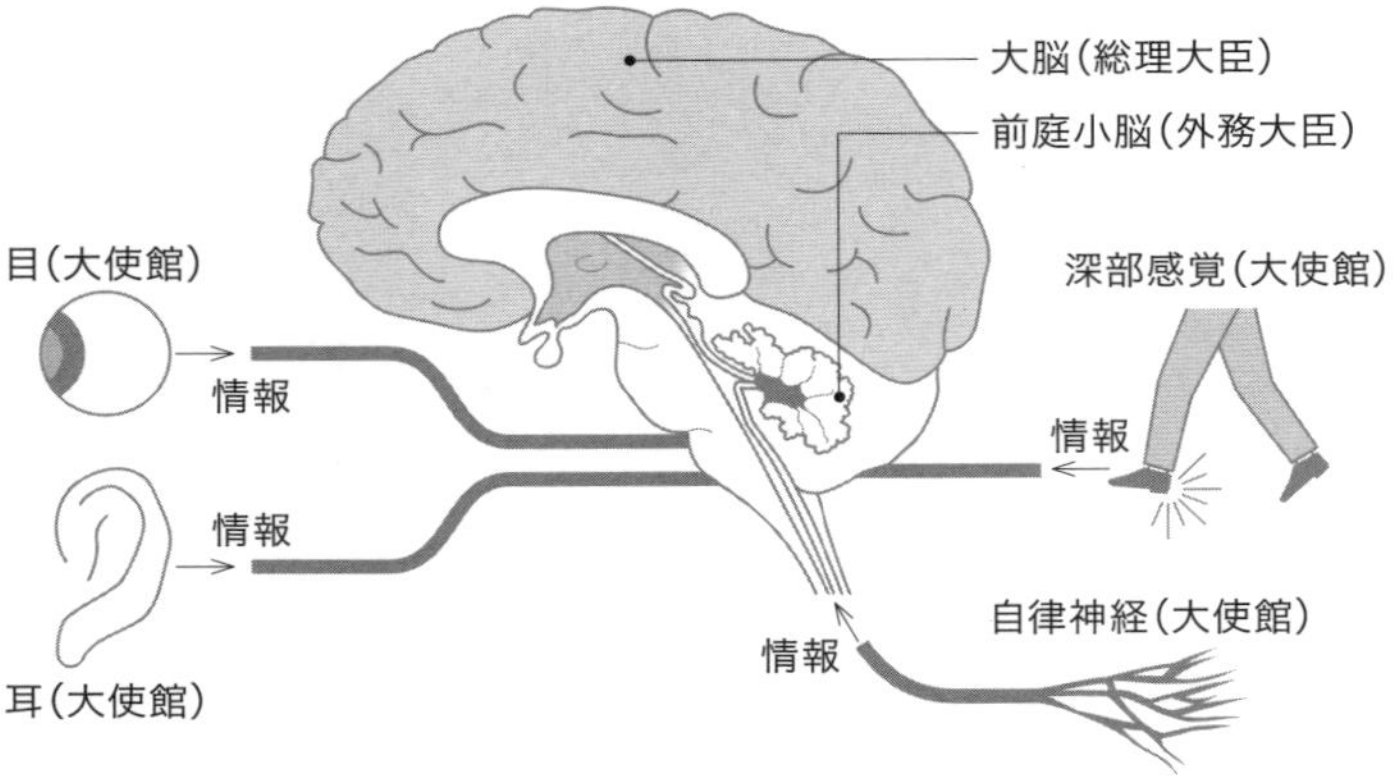

目、耳、深部感覚、自律神経という各大使館から送られてくる情報に誤りがあると、小脳は状況判断ができなくなり、大脳が混乱をきたして、めまいが起こる

こうして、三半規管と耳石器によって得られた情報は、前庭神経という神経を通って、脳へ伝えられるのです。

それでは、前述した「感覚のズレ」とは、どのように起こるのでしょうか。

私たちは、動いているときも止まっているときも、常に自分と周囲との関係を感じ取って、安定した姿勢や動作を保っています。この機能を「空間見当識《くうかんけんとうしき》」といいます。空間見当識になんらかのトラブルが起こったときに、感覚のズレが生じるわけです。

このメカニズムは、一国の中枢機関《ちゅうすうきかん》にたとえると、わかりやすいでしょう。最高中枢である総理大臣を大脳とすると、小脳は各国から届く情報を調整する外務大臣、目や耳や足などの各器官が大使館に相当します。ある大使館からは「正常」という情報が送られてくる一方で、別の大使館からは「緊急事態発生」という情報が送られてくると、その情報の調整役である外務大臣は混乱します。外務大臣が混乱すると、その情報に基づいて判断と行動をする総理大臣は、さらに混乱してしまいます。

空間見当識が正常に機能するには、耳からの情報（平衡感覚）、目からの情報（自分がいる位置に対する視覚）、筋肉や関節からの情報（状況に合わせて体を動かす深部感覚）、意思とは無関係に内情や血管の働きを支配している自律神経《じりつしんけい》からの情報（ストレスや疲労の状態をキャッチする感覚）によって、体が安定した状態にあることを認識する必要があります。この4種類の経路から送られてくる情報にズレが生じたときに、めまいが起こるのです（右ページの図を参照）。

「浮動性めまい難民」が続出している理由

めまいの種類には、どのようなものがあるのでしょうか。「はじめに」で、発生機序から回転性めまいと浮動性めまいに大別されると述べましたが、細かく分けると、そのほかにも動揺性めまい、眼前暗黒発作《がんぜんあんこくほっさ》と失神発作、一過性、反復性（交代性）動揺視があげられます。

動揺性めまいは、頭や体がグラグラあるいはユラユラと揺れている感じのするめまいです。眼前暗黒発作は目の前が真っ暗になるめまい、失神発作は短時間（1分以内）の一時的な意識消失を伴《ともな》うめまいです。一過性、反復性（交代性）動揺視は、物が揺れて見える症状で、広義のめまいに含まれます。

めまいと聞いて多くの人が思い浮かべる回転性めまいは、内耳の障害が原因で起こります。この場合、メニエール病、前庭神経炎、良性《りょうせい》発作性《ほっさせい》頭位《とうい》めまい症（Benign Paroxysmal Positional Vertigo＝ＢＰＰＶ）がほとんどです。

実は、回転性めまいは、一部の前庭神経炎を除くと、長期間、持続するわけではありません。たとえば、急性の回転性めまいを起こし、救急搬送されたとしましょう。救急病院では、ＣＴ（コンピューター断層撮影）やＭＲＩ（磁気《じき》共鳴《きょうめい》画像《がぞう》診断《しんだん》）による検査を行い、脳に異常がなければ、耳鼻科へ行くように指示をします。そこで、後日、耳鼻科へ行くと、すでに回転性めまいはおさまっていて、浮動性めまいに変わっていることが多いのです。

めまいといえば、ほとんどの人が回転性めまいを思い浮かべるので、浮動性めまいに変わっていても、本人にはめまいを起こしているという自覚がありません。あろうことか、耳鼻科医のなかにも、めまいといえば回転性のものと思い込んでいる人もいます。その結果、心因性《しんいんせい》（精神的な原因）のめまいと診断され、精神科や心療内科へ行くように指示をされます。

もちろん、浮動性めまいのなかにも心因性のものはあります。その場合、精神科や心療内科で適切な治療を受ければ、治癒《ちゆ》する可能性は高いでしょう。しかし、浮動性めまいのほとんどは別の原因で起こるため、精神科や心療内科を受診しても、改善は見込めません。こうして、「浮動性めまい難民」が続々と誕生しているのです。

浮動性めまいの意外な原因

それでは、浮動性めまいを起こす最大の原因とは、いったい何でしょうか。それは「自律神経の障害」です。

自律神経とは、前述したように、意思とは無関係に血管や内臓の働きを支配している神経のことです。自律神経には、緊張時に優位になる「交感神経《こうかんしんけい》」と、リラックス時に優位になる「副交《ふくこう》感神経《かんしんけい》」の2種類があり、両者はヤジロベエのようにバランスをとりながら活動をしています。

この機能をホメオスタシス（恒常性《こうじょうせい》）といいます。そして、交感神経と副交感神経のどちらにも傾かずに、バランスを保っている状態こそが、健康である証《あかし》なわけです。

自律神経のバランスと病気の関係

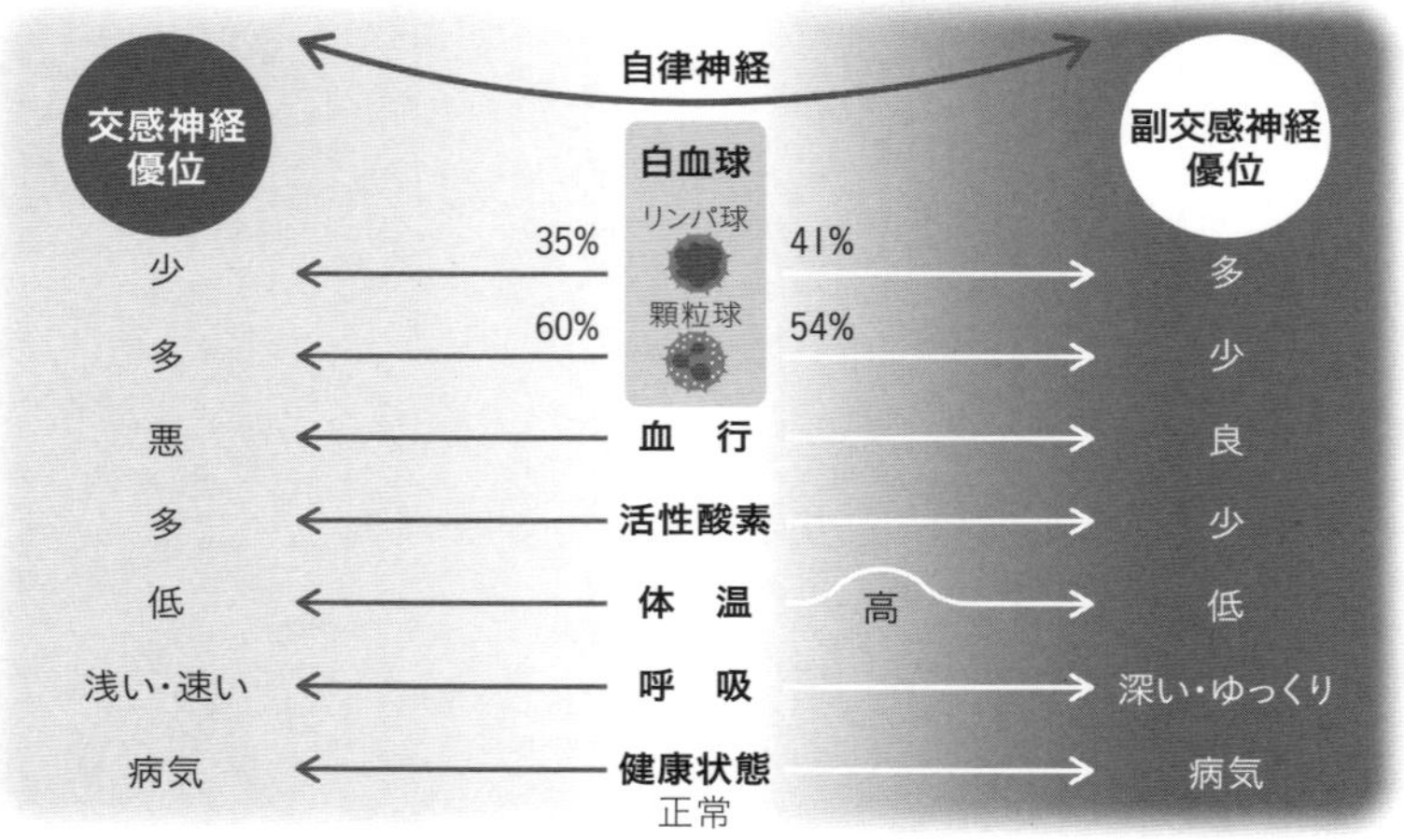

ところが、ストレスが蔓延《まんえん》し、常に緊張状態を強いられる現代社会においては、交感神経の優位な状態が続き、さまざまな病気や症状が現れるようになりました。その一つが浮動性めまいなのです。

もう一つ、頸椎《けいつい》（背骨の首の部分）の異常も浮動性めまいの原因となることがあります。脊《せき》椎《つい》（背骨）は、椎骨《ついこつ》という骨が積み重なって構成されています。ヒトの体を横から見ると、脊椎がゆるいS字形のカーブを描いているのがわかります。7個の椎骨からなる頸椎は前方に、12個の椎骨からなる胸椎《きょうつい》（背骨の胸の部分）は後方に、そして5個の椎骨からなる腰椎《ようつい》（背骨の腰の部分）は前方にふくらんでいるのです（22ページの図を参照）。これは、重力に伴う頭や上半身の重さを分散させるために、ヒトが二足歩行に移行するとともに現れた進化です。

ところが、パソコンやスマホ、携帯電話などの普及により、現代人は常にネコ背で首を突き出すような前かがみの姿勢をとるようになりました。その結果、本来は前方にゆるいカーブを描いているはずの頸椎が真っすぐになる、いわゆる「ストレートネック」になる人が急増しているのです（22ページの写真を参照）。ストレートネックが別名「スマホ首」といわれるのも、そのためです。ストレートネックの状態で歩くと、着地したときの振動が頭蓋骨に直接響き、その影響で浮動性めまいが起こるというわけです。

浮動性めまいは、発症してから2週間以内の急性期、1ヵ月以内の亜急性期、3ヵ月以上経過した慢性期に分けられます。このうち、問題になるのは、慢性期の浮動性めまいです。耳鼻咽喉科、内科、脳外科を統合した「神経耳科学」では、慢性期の浮動性めまいを「持続性知覚性姿勢誘発ふらつき」（Persistent Postural Perceptual Dizziness＝ＰＰＰＤ）という新しい概念でとらえ、「慢性浮動性めまい」と呼んでいます。本書では、一般のかたでもわかりやすいように「フワフワめまい」と呼ぶことにしました。以下、「フワフワめまい」といった場合は、慢性浮動性めまいを指すと理解してください。

なお、急性期、亜急性期の浮動性めまいは、ヘルペス（帯状疱疹《たいじょうほうしん》）や不整脈なども原因と考

脊椎の構造

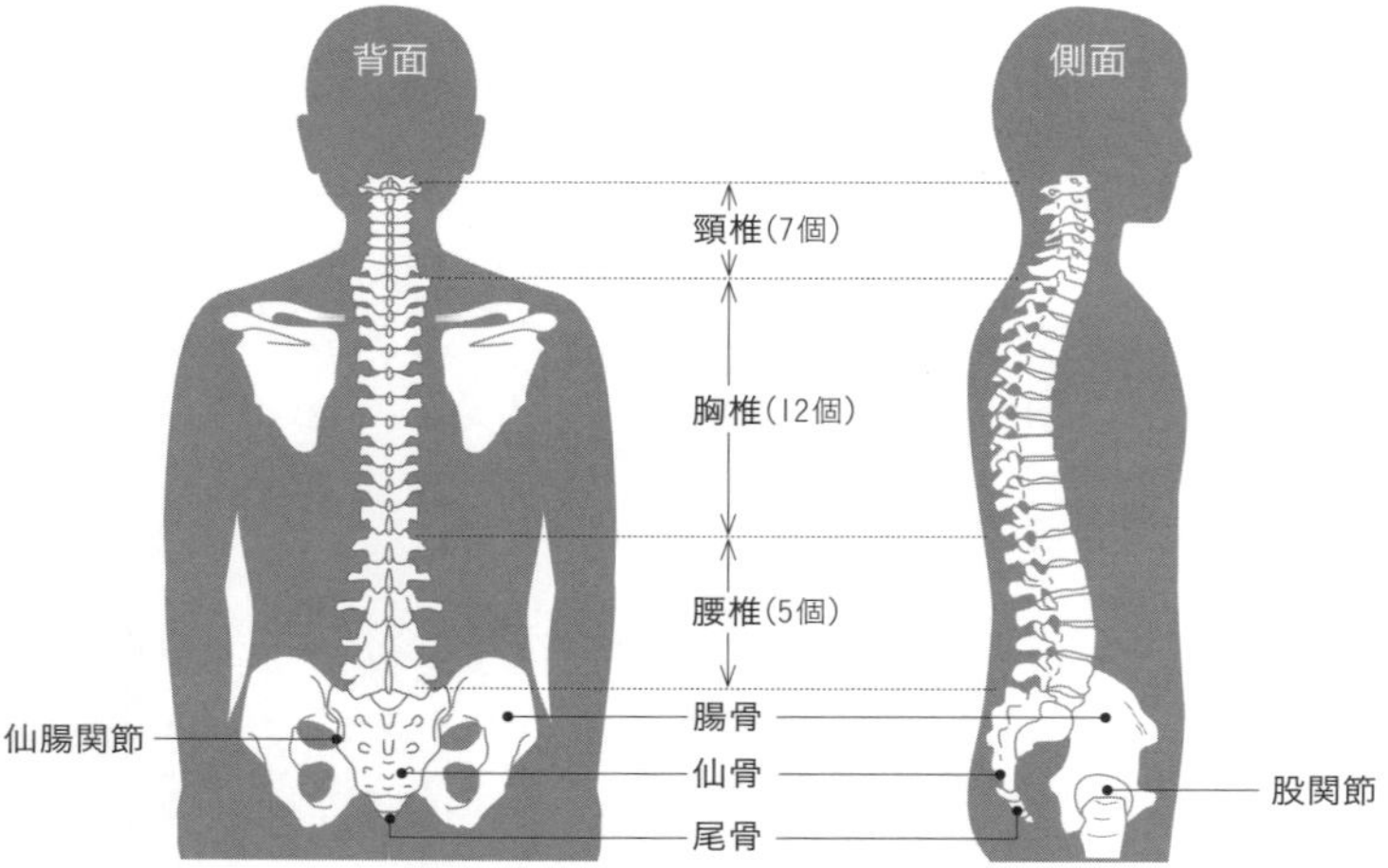

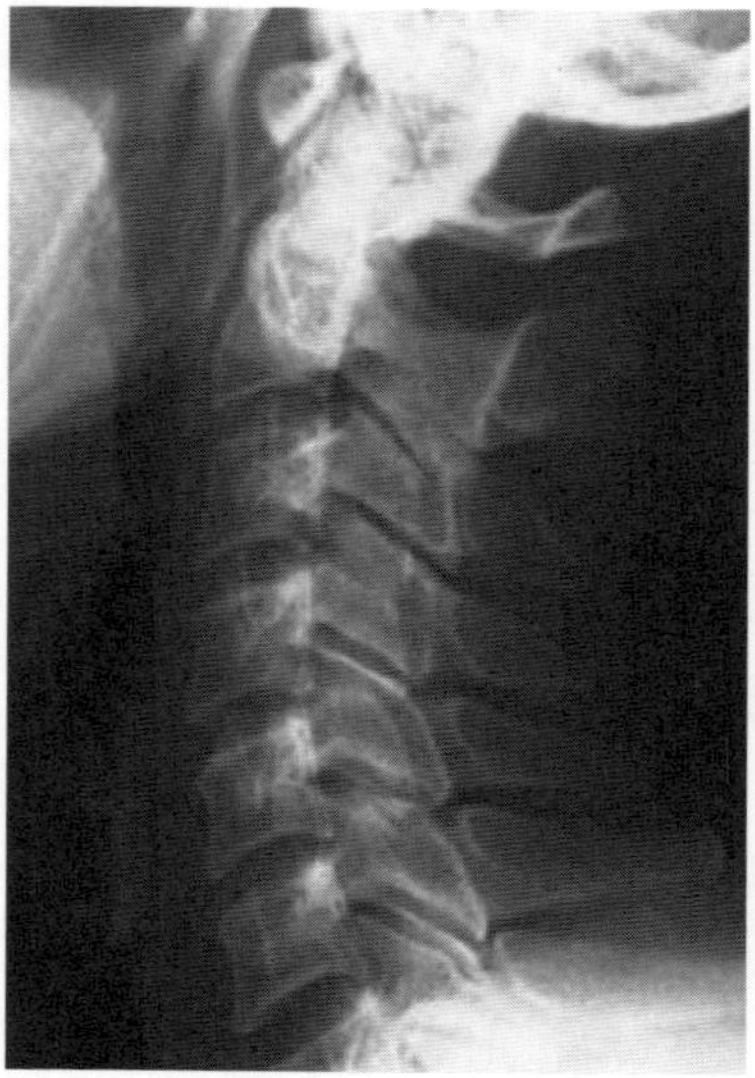
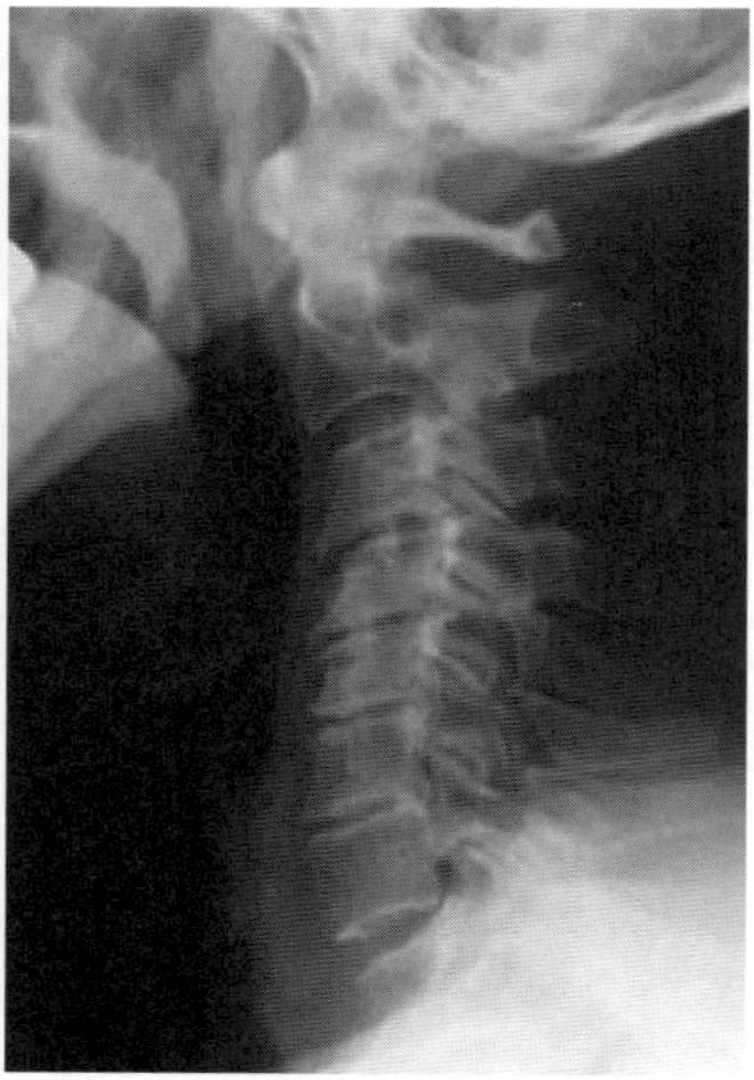

前方に湾曲した正常な頸椎（左）とストレートネック（右）のX線写真

えられています。

フワフワめまいは、子供から高齢者まで幅広い年齢層に及びますが、そのなかでもとくに多いのは高齢者です。これは、加齢も関係しているからでしょう。また、男女の比率はほぼ同じですが、ホルモンの影響を受けることから、女性のほうがやや多いようです。

フワフワめまいに内耳は関与しません。したがって、内耳にアプローチした治療を受けても治癒することはありません。唯一の例外は、左右両側の内耳が障害を受けた場合です。梅毒《ばいどく》の人や、結核《けっかく》の治療薬であるストレプトマイシンやカナマイシンを服用した人が両側の内耳に障害を受けると、フワフワめまいの現れることがあります。ただし、その確率はきわめて低いと考えられます。

フワフワめまいの検査と治療

当院では、フワフワめまいを訴える患者さんに対し、24ページの図のような手順で診断と治療を行っています。

まず、フワフワめまいの原因を突き止めるために、聴力検査、X線検査、自律神経機能検査などを行います。聴力検査は内耳の状態を調べるために、X線検査は頸椎の状態を調べるために、

当院におけるフワフワめまいの検査と治療の流れ

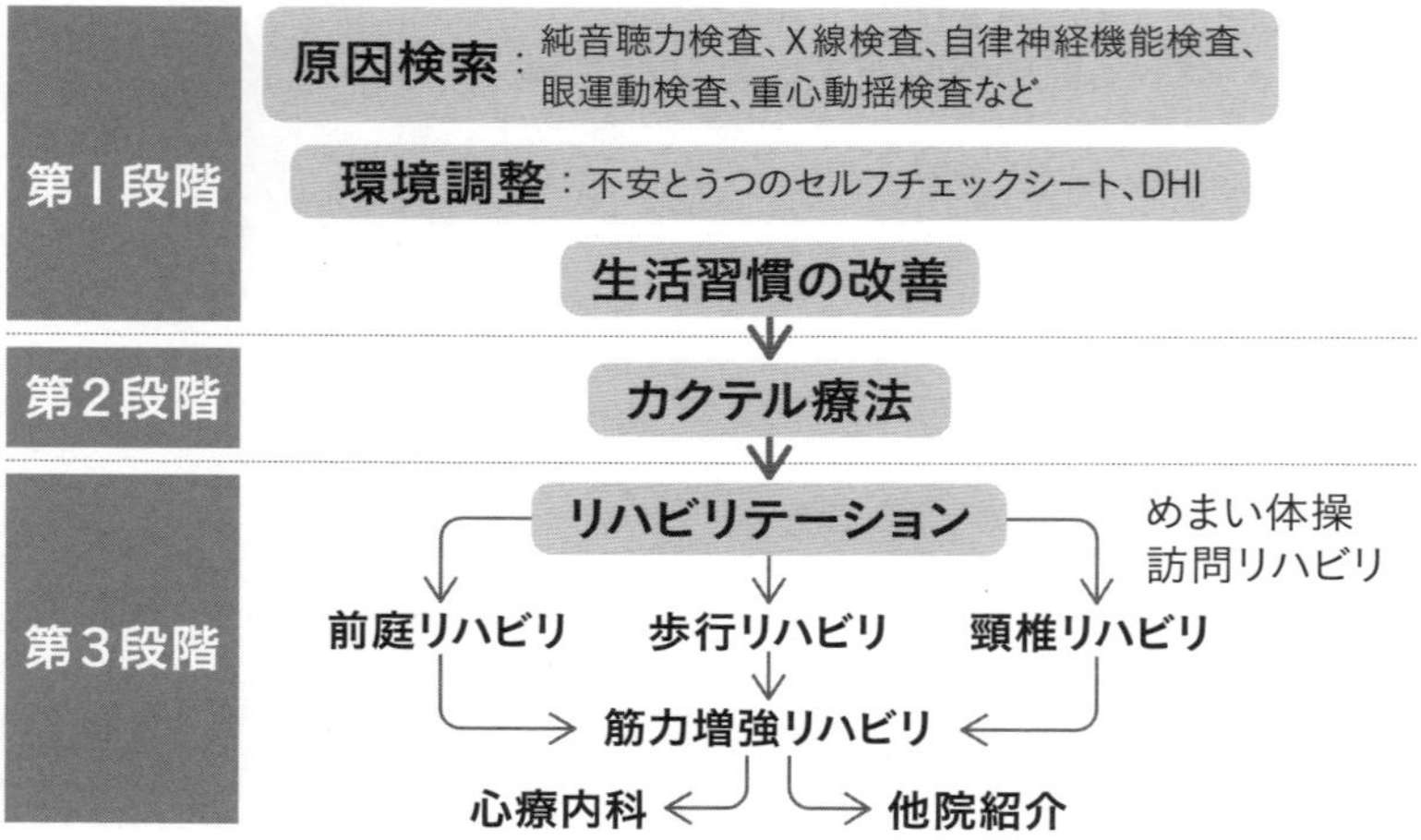

心電図などを使った自律神経機能検査は文字どおり自律神経の状態を調べるために行います。

なお、自律神経機能検査は、患者さんが自宅で行うこともできます。横になった状態から起立直後と、起立して10〜15分が経過した状態で、それぞれ血圧と脈拍《みやくはく》を測定し、最高血圧の低下が21㎜Hg以上、脈拍の増加が21回／分以上あった場合は、自律神経調節障害が疑われます。

また、心因性のフワフワめまいであるかを調べるために、「うつのチェックシート」（左ページを参照）と「不安のセルフチェックシート」（26・27ページを参照）に記入をしてもらいます。

うつのチェックシート

文章を読んで当てはまるものを選んでください

		ない	ときどきある	かなりある	常にある
1	気分が沈んで憂うつだ	1	2	3	4
2	朝方はいちばん気分がよい	4	3	2	1
3	泣いたり、泣きたくなったりする	1	2	3	4
4	夜よく眠れない	1	2	3	4
5	食欲は普通だ	4	3	2	1
6	まだ性欲がある（独身者の場合、異性に対する関心がある）	4	3	2	1
7	やせてきたことに気がつく	1	2	3	4
8	便秘をしている	1	2	3	4
9	ふだんよりも動悸がする	1	2	3	4
10	なんとなく疲れる	1	2	3	4
11	気持ちはいつもサッパリしている	4	3	2	1
12	いつもと変わりなく仕事をやれる	4	3	2	1
13	落ち着かず、じっとしていられない	1	2	3	4
14	将来に希望がある	4	3	2	1
15	いつもよりイライラする	1	2	3	4
16	たやすく決断できる	4	3	2	1
17	役に立つ、働ける人間だと思う	4	3	2	1
18	生活はかなり充実している	4	3	2	1
19	自分が死んだほうがほかの者はらくに暮らせると思う	1	2	3	4
20	日ごろしていることに満足している	4	3	2	1
	合計点				

合計点	うつ状態の程度
20〜39	正常
40〜47	軽度のうつ状態
48〜55	中等度のうつ状態
56〜	重度のうつ状態

不安のセルフチェックシート-1

文章を読んで
あなたの現在の気持ちを
いちばんよく表すものを選んでください

		まったく当てはまらない	いくぶん当てはまる	かなりよく当てはまる	非常によく当てはまる
1	おだやかな気持ちだ	4	3	2	1
2	安心している	4	3	2	1
3	緊張している	1	2	3	4
4	ストレスを感じている	1	2	3	4
5	気らくである	4	3	2	1
6	気が動転している	1	2	3	4
7	何かよくないことが起こるのではないかと心配している	1	2	3	4
8	満足している	4	3	2	1
9	おびえている	1	2	3	4
10	快適である	4	3	2	1
11	自信がある	4	3	2	1
12	神経過敏になっている	1	2	3	4
13	イライラしている	1	2	3	4
14	ためらっている	1	2	3	4
15	くつろいでいる	4	3	2	1
16	満ち足りた気分だ	4	3	2	1
17	悩みがある	1	2	3	4
18	まごついている	1	2	3	4
19	安定した気分だ	4	3	2	1
20	楽しい気分だ	4	3	2	1
	合計点				

男性

合計点	評価段階
64〜80	5
52〜63	4
41〜51	3
32〜40	2
20〜31	1

女性

合計点	評価段階
66〜80	5
55〜65	4
45〜54	3
35〜44	2
20〜34	1

不安のセルフチェックシート-2

文章を読んで
あなたがふだん感じている気持ちを
いちばんよく表すものを選んでください

		ほとんどない	ときどきある	たびたびある	ほとんどいつもある
21	楽しい気分になる	4	3	2	1
22	神経質で落ち着かない	1	2	3	4
23	自分に満足している	4	3	2	1
24	取り残されたように感じる	1	2	3	4
25	気が休まっている	4	3	2	1
26	冷静で落ち着いている	4	3	2	1
27	困ったことが次々に起こり克服できないと感じる	1	2	3	4
28	本当はそう大したことでもないのに心配しすぎる	1	2	3	4
29	幸せだと感じる	4	3	2	1
30	いろいろ頭に浮かんできて仕事や勉強が手につかない	1	2	3	4
31	自信がない	1	2	3	4
32	安心感がある	4	3	2	1
33	すぐに物事を決めることができる	4	3	2	1
34	力不足を感じる	1	2	3	4
35	心が満ち足りている	4	3	2	1
36	つまらないことが頭に浮かび悩まされる	1	2	3	4
37	ひどく失望するとそれが頭から離れない	1	2	3	4
38	落ち着いた人間だ	4	3	2	1
39	気になることを考え出すと緊張したり混乱したりする	1	2	3	4
40	うれしい気分になる	4	3	2	1
	合計点				

男性

合計点	評価段階
64〜80	5
53〜63	4
43〜52	3
34〜42	2
20〜33	1

女性

合計点	評価段階
63〜80	5
50〜62	4
40〜49	3
31〜39	2
20〜30	1

DHI（めまいの問診票）

この調査の目的は、あなたがめまいによって日常生活上どのような支障をきたしているのかを知ることにあります。めまいの改善があるかを経時的に評価します。

それぞれの質問に「はい」「ときどき」「いいえ」のどれかに○をしてください。

1	上を見るとめまいは悪化しますか？	はい	ときどき	いいえ
2	めまいのためにストレスを感じますか？	はい	ときどき	いいえ
3	めまいのために出張や旅行などの遠出が制限されますか？	はい	ときどき	いいえ
4	スーパーマーケットなどの陳列棚の間を歩くときにめまいが増強しますか？	はい	ときどき	いいえ
5	めまいのために寝たり起きたりすることに支障をきたしますか？	はい	ときどき	いいえ
6	めまいがひどいために映画、外食、パーティーなどに行くことを制限していますか？	はい	ときどき	いいえ
7	めまいのために本などを読むのがむずかしいですか？	はい	ときどき	いいえ
8	スポーツ、ダンス、掃除や皿を片付けるような家事などの動作でめまいが増強されますか？	はい	ときどき	いいえ
9	めまいのために１人で外出するのが怖いですか？	はい	ときどき	いいえ
10	めまいのために人前に出るのがいやですか？	はい	ときどき	いいえ
11	頭を素早く動かすとめまいが増強しますか？	はい	ときどき	いいえ
12	めまいのために高いところへは行かないようにしていますか？	はい	ときどき	いいえ
13	寝返りをするとめまいが増強しますか？	はい	ときどき	いいえ
14	めまいのために動きの激しい家事や庭掃除などをすることが困難ですか？	はい	ときどき	いいえ
15	めまいのために周囲から自分が酔っているように思われているのではないかと心配ですか？	はい	ときどき	いいえ
16	めまいのために１人で散歩に行くことが困難ですか？	はい	ときどき	いいえ
17	歩道を歩くときにめまいは増強しますか？	はい	ときどき	いいえ
18	めまいのために集中力が妨げられていますか？	はい	ときどき	いいえ
19	めまいのために夜暗い中、家の周囲を歩くことが困難ですか？	はい	ときどき	いいえ
20	めまいのために家に１人でいることが怖いですか？	はい	ときどき	いいえ
21	めまいのために自分がハンディキャップを背負っていると感じますか？	はい	ときどき	いいえ
22	めまいのために家族や友人との関係にストレスが生じていますか？	はい	ときどき	いいえ
23	めまいのために気分が落ち込みがちになりますか？	はい	ときどき	いいえ
24	めまいのためにあなたの仕事や家事における責任感が損なわれていますか？	はい	ときどき	いいえ
25	体をかがめるとめまいが増強しますか？	はい	ときどき	いいえ

最後に、ＤＨＩ（Dizziness Handicap Inventory＝めまいの問診票）というアンケートを行って、フワフワめまいによって日常生活にどのような支障をきたしているのかを調べます。ここでは、「はい」の数が少なければ少ないほど、よい状態と評価します。ＤＨＩは、患者さん自身が自分の状態を知るという意味でも、たいへん重要なものです（右ページを参照）。

こうした検査やチェックをしたうえで、環境調整を1週間行います。患者さんの環境の問題点を洗い出して、たとえば「カフェインの摂取《せっしゅ》を控える」とか「毛染めを中止する」というように、生活習慣の改善を指導するのです。この間、薬の投与などは行いません。

環境調整を行っても改善が見られない場合は、カクテル療法を行います。カクテル療法とは、複数の薬を各人の症状・体質に合わせて組み合わせて投与し、症状を抑える治療法のことで、「多剤併用療法」ともいいます。どのような薬を組み合わせるかは、医師のさじ加減によるため、「フワフワめまいにはこの組み合わせ」といった決まりはありません。まさに、医師の腕の見せどころといったところでしょうか。

30ページに、私がフワフワめまいの患者さんに施《ほどこ》したカクテル療法の例をあげました。この場合、まずは症状を抑えるために、表の上の3種類の薬のなかから適宜《てきぎ》選んで処方し、そのうえで、フワフワめまいを起こしている原因と思われる不眠、循環不全、血圧の不安定、動脈硬化《どうみゃくこうか》、

カクテル療法の一例

対症的治療			ベタヒスチンメシル酸塩
			ジフェニドール
			ATP（アデノシン三リン酸ニナトリウム水和物）
カクテル療法	不眠		スボレキサント
	循環促進	脳	イブジラスト
		心臓	ジラゼプ塩酸塩水和物
	血圧調整	低	ミドドリン塩酸塩
		高	アムロジピンベシル酸塩
	動脈硬化軽減		サキサグリプチン水和物
	胃酸分泌抑制		テプレノン
	発作予防		ドンペリドン

胃酸の過剰分泌《ぶんぴつ》に対応した薬をカクテルしました。幸い、カクテル療法が功を奏し、フワフワめまいはほどなくおさまりました。

　カクテル療法でも改善が見られないと、患者さんの状態に応じたリハビリテーション（機能回復訓練）に移行します。頸椎に原因がある人には首の筋肉の緊張をやわらげて可動域《かどういき》を広げるリハビリ、前庭迷路に原因がある人には動くものを目で追って平衡感覚を鍛《きた》えるリハビリといった具合です。基本的に院内で理学療法士が指導をしますが、来院できない人には訪

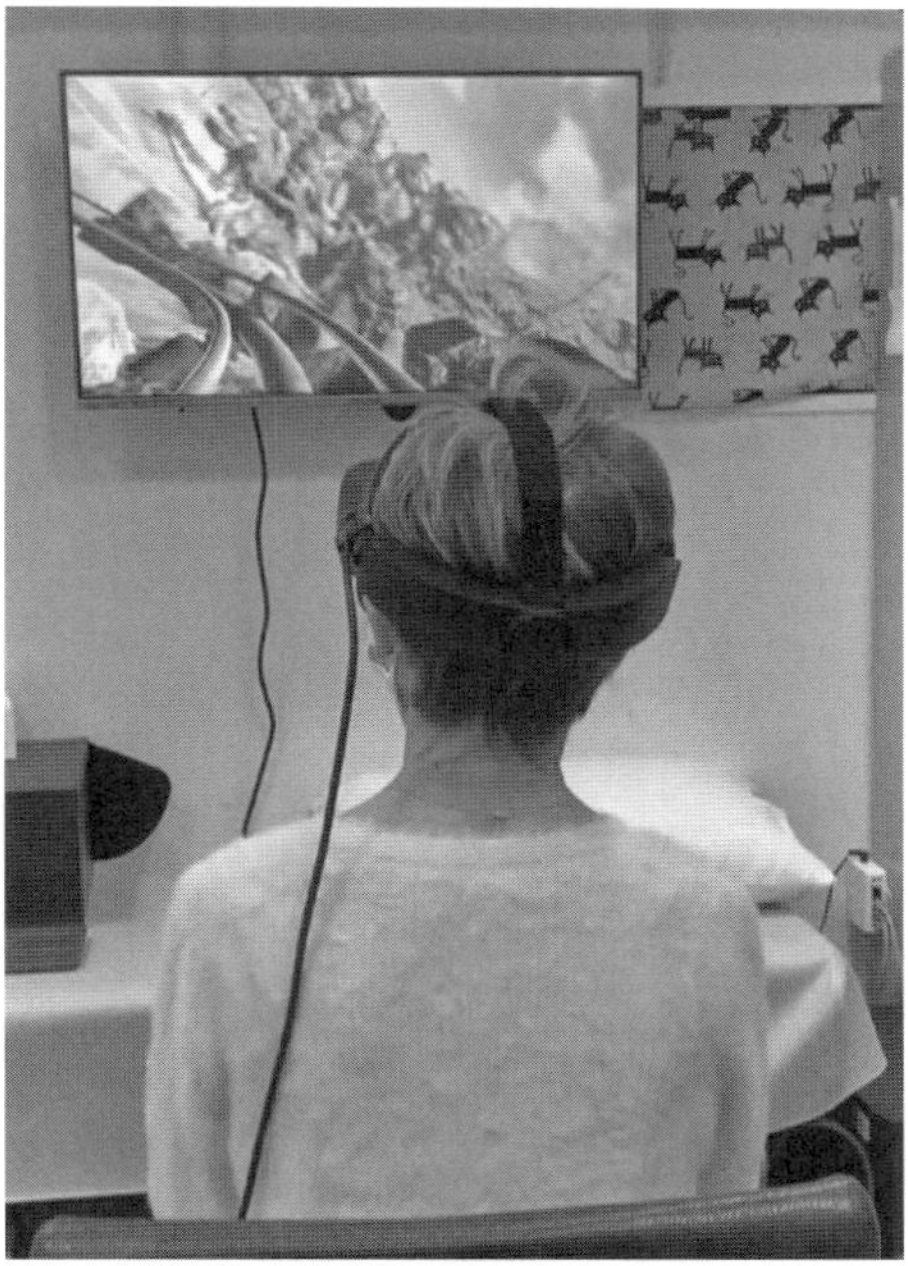
VRを使っためまいのリハビリ

問リハビリも行っています。

めまいのリハビリは、まだまだ確立されていない分野です。前述した前庭リハビリが一般的ですが、当院では、現在、深井《ふかい》大将《ひろのぶ》理学療法士を中心に、VR（Virtual Reality＝仮想現実）を使ったリハビリで脳を刺激し、フワフワめまいを改善する試みも始めています（右の写真を参照）。こうしたリハビリを行っても効果がない場合は、心因性のフワフワめまいと診断し、心療内科への転院をすすめます。

フワフワめまいは自分で改善できる

フワフワめまいのセルフケア、すなわち、フワフワめまいを自分で改善させる方法はあるのでしょうか。答えは「イエス」です。

くり返しますが、フワフワめまいの原因は内耳にはなく、自律神経にあります。内耳の障害を一般のかたが自分で改善させることは簡単ではありません。しかし、自律神経の乱れは、自分で正すことができるのです。

自律神経のバランスをくずす最大の原因はストレスです。したがって、ストレスを解消することこそが、フワフワめまいを改善させる近道になります。とはいえ、ひとくちにストレスを解消するといっても、容易なことではないでしょう。解消したいと思っても、知らず知らずのうちにたまってしまうのがストレスだからです。

そこで私は、ストレスを解消し、自律神経のバランスを整えるためのキーワードを考えました。それは「体温」「食事」「睡眠」です。

まずは、体温から説明していきましょう。適切な食事と睡眠の指標となるのが体温です。そのため、当院では、初診の患者さんに対して、34・35ページに掲載した「体温記録表」を渡し、毎日の体温を記録してもらっています。具体的には、一日のうちの朝食前、昼食後14時もしくは帰宅後、就寝前の3回、体温を測り、記録してもらっているのです。

当院の中村《なかむら》由美《ゆみ》言語聴覚士がまとめたところ、体温のタイプには、左ページの図に示したよう

体温のタイプ（2週間分の記録）

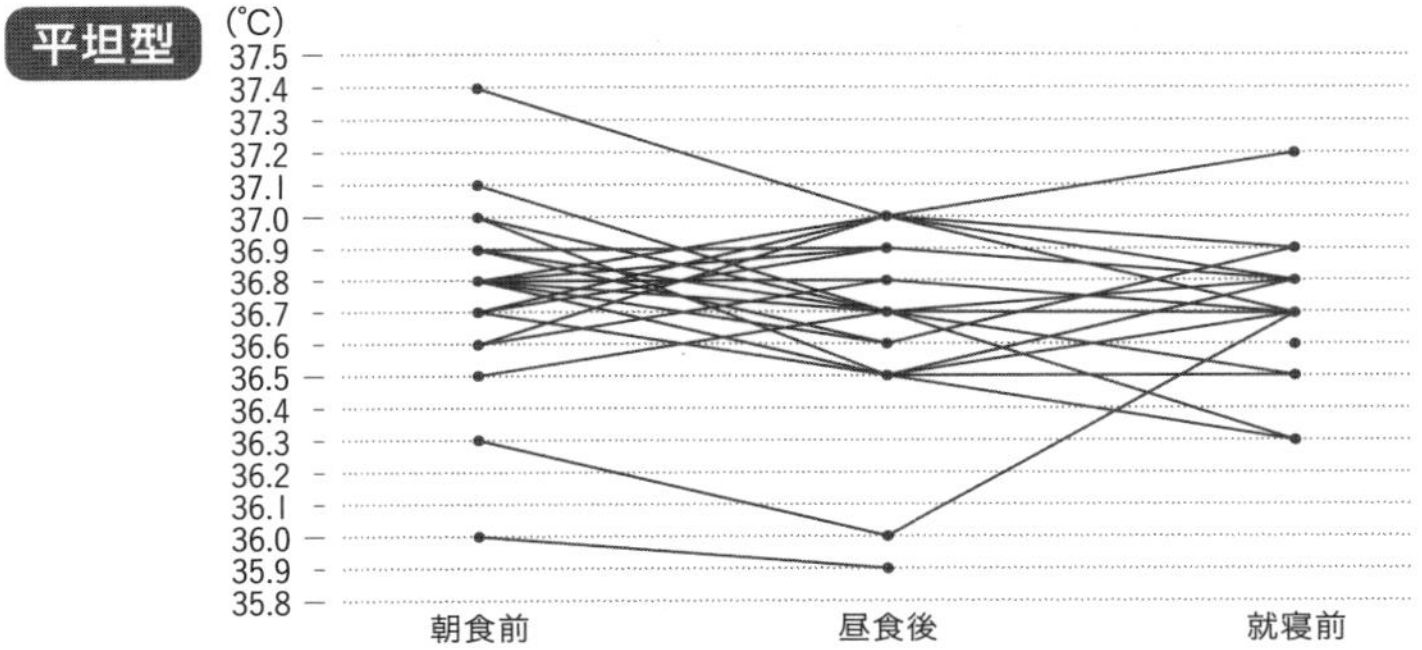

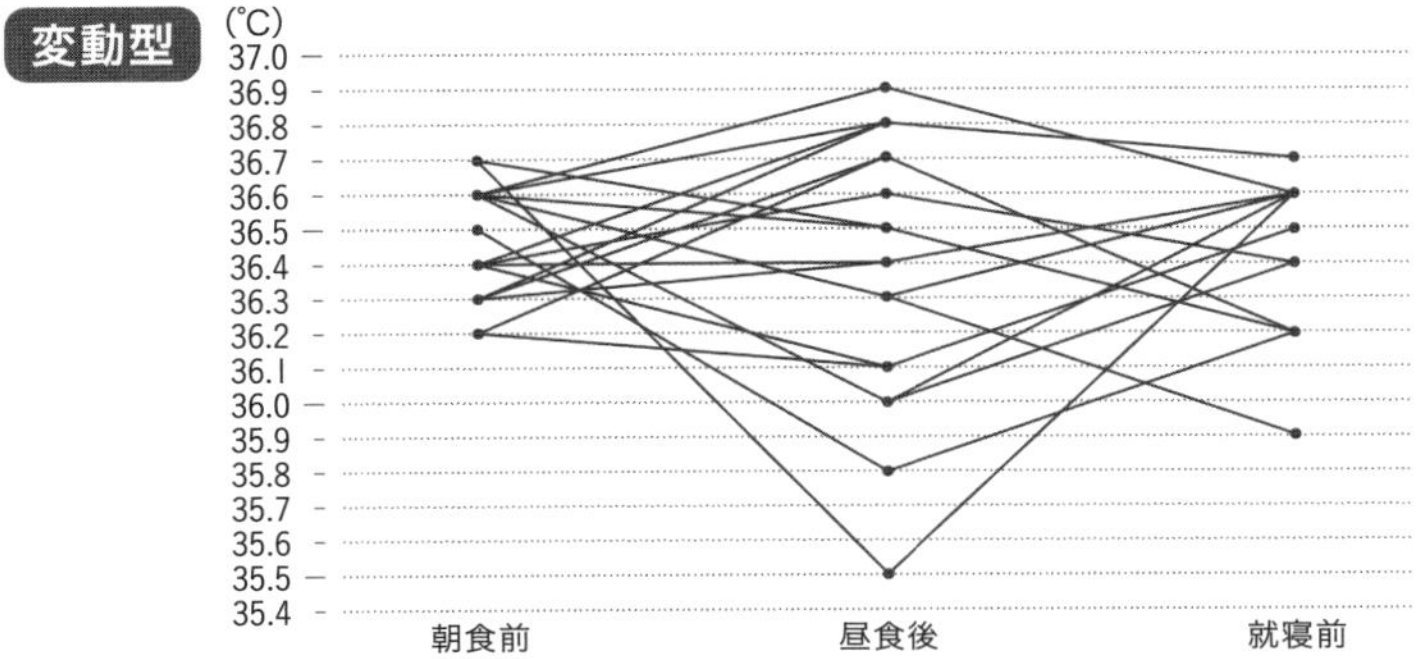

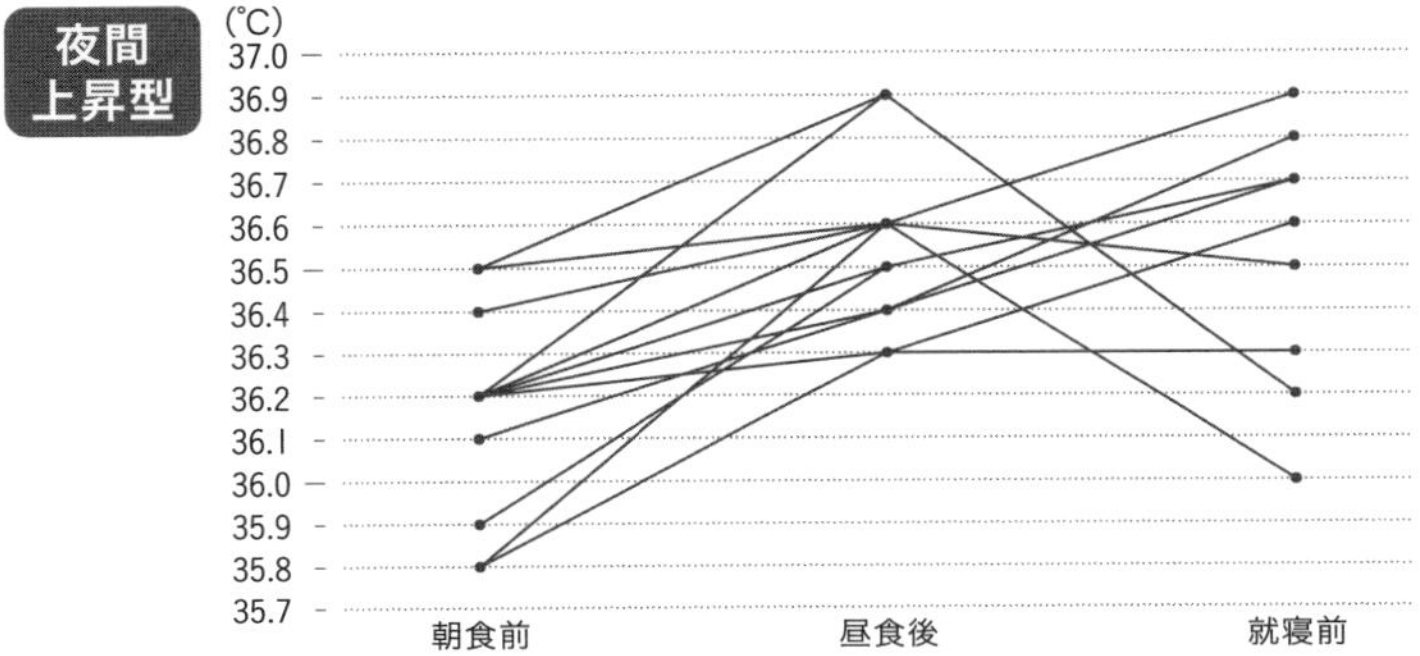

※コピーしてお使いください。

月　日	月　日	月　日	月　日
℃	℃	℃	℃
℃	℃	℃	℃
℃	℃	℃	℃
朝食前　昼食後　就寝前	朝食前　昼食後　就寝前	朝食前　昼食後　就寝前	朝食前　昼食後　就寝前

月　日	月　日	月　日	月　日
℃	℃	℃	℃
℃	℃	℃	℃
℃	℃	℃	℃
朝食前　昼食後　就寝前	朝食前　昼食後　就寝前	朝食前　昼食後　就寝前	朝食前　昼食後　就寝前

体温記録表

日付	9月5日	月　日	月　日
朝食前	36.1 ℃	℃	℃
昼食後14:00または帰宅後	℃	℃	℃
就寝前	℃	℃	℃
グラフ (℃) 37.0 / 36.5 / 36.0 / 35.5 / 35.0	朝食前 昼食後 就寝前	朝食前 昼食後 就寝前	朝食前 昼食後 就寝前
睡眠、体調 備考			

日付	月　日	月　日	月　日
朝食前	℃	℃	℃
昼食後14:00または帰宅後	℃	℃	℃
就寝前	℃	℃	℃
グラフ (℃) 37.0 / 36.5 / 36.0 / 35.5 / 35.0	朝食前 昼食後 就寝前	朝食前 昼食後 就寝前	朝食前 昼食後 就寝前
睡眠、体調 備考			

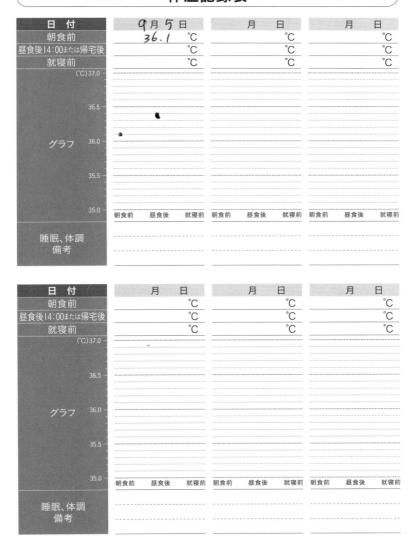

な、平坦型、変動型、夜間上昇型があることがわかりました。

フワフワめまいの患者さんは、総じて体温の低い傾向があります。また、基礎代謝《きそたいしゃ》（安静にしているときに消費するエネルギーの量）が低い高齢者や、冷え症や低血圧の人も体温が低めです。体温が1℃下がると免疫力《めんえきりょく》（体内に病原体が侵入しても発病を抑える力）が30％下がるともいわれています。自律神経と免疫力は密接につながっているので、納得できる話です。

低体温安定型の人は、体温を上げる必要があります。ただし、ただ単に体温を上げればよいわけではありません。一日のなかで体温が理想的な曲線を描くように上げる必要があるのです。当院で、患者さんに一日3回も体温を測ってもらっているのは、そのためです。そのカギとなるのが「時間栄養学」です。

カギは「腸内時計」をリセットする食事

時間栄養学とは、「時間生物学」という生物の生体リズムを研究する学問の考え方を、医学の分野にとり入れたものです。体の各部位は一定のリズムをもって動いており、このリズムを上手に利用することで、体のさまざまな不調を予防・解消するというものです。

理想的な体温変化

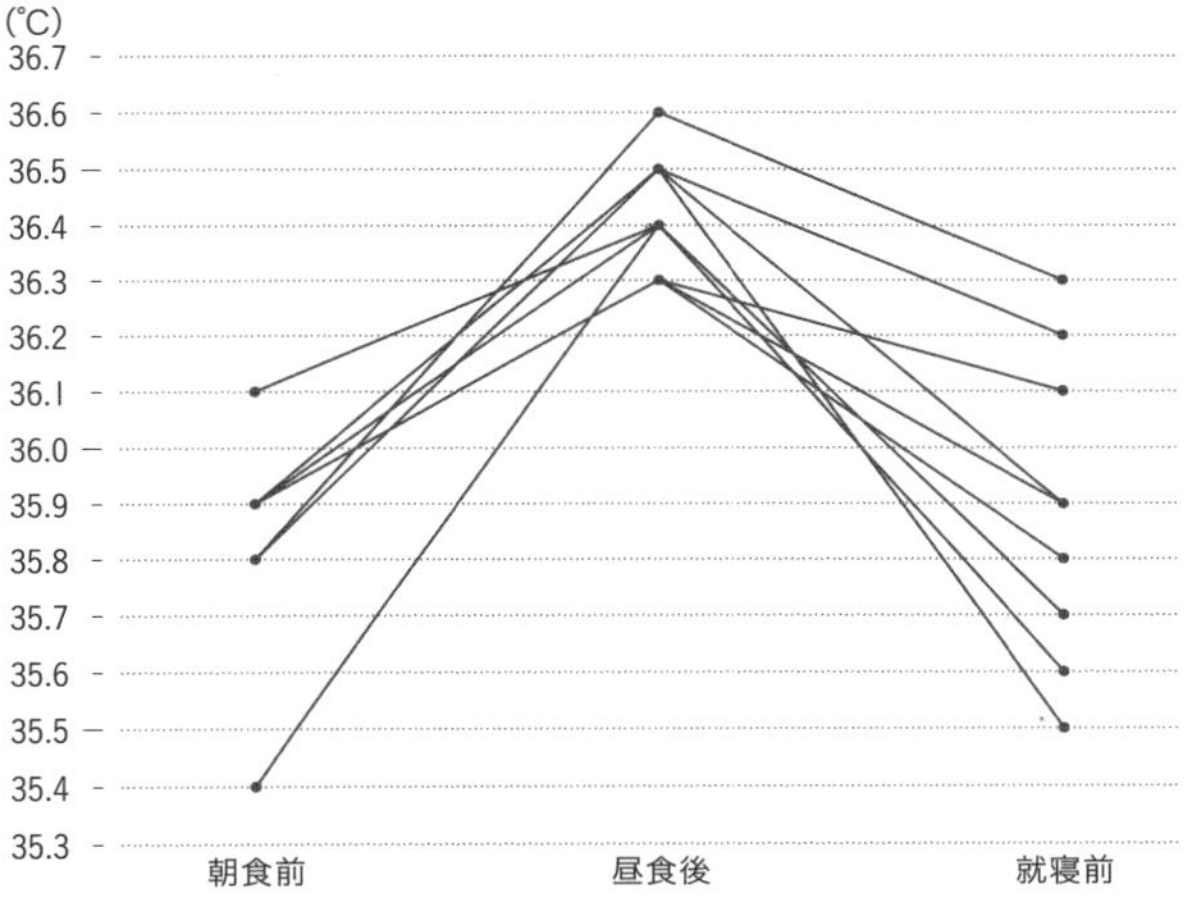

「体内時計」ということばを聞いたことがあるでしょうか。人間には、体温やホルモンの分泌といった体の基本的な機能が24時間周期のリズム（概日《がいじつ》リズム＝サーカディアンリズム）をきざむ体内時計が備《そな》わっています。そのため、意識しなくても日中は活動的になり、夜になれば眠くなるのです。

この体内時計のリズムによって、人間の体温は、起床直後から徐々に上昇し、午後2時ごろにピークに達して、そこから徐々に低下し、睡眠時に最も低くなるように設定されています（上の図を参照）。つまり、体温が上の図に示したような曲線を描くようにすれば、自律神経のバランスが安定し、フワフワめまいを改善させることができるのです。

それでは、体温が理想的な曲線を描くようにするには、どうすればよいのでしょうか。

体内時計は脳の視《し》床《しょう》下《か》部《ぶ》にあり、光の刺激によってリセットされます。ですから、一般的にいう体内時計とは、正確には「脳内時計」です。それに対し、消化管に対する食事の刺激によって生体のリズムを整えるという時間栄養学の考えに基づいた体内時計を、私は「腸内時計」と呼んでいます。

そして、当院では、生物が生きていくうえで根源的な活動である「食事」によって、腸内時計をリセットすることで、多くのフワフワめまいの患者さんを治癒に導いているのです。

次章では、腸内時計を整え、フワフワめまいを改善させる食事の具体的な方法をくわしく紹介します。

また、第3章では、食事の効果をより高めるために、睡眠を含めた日常生活での工夫も公開しました。

フワフワめまいを自分で改善させるために、ぜひ熟読して、実践に移してください。

第2章

食事

フワフワめまいに効く

フワフワめまいに効く食事の基本6箇条

人間の体は食べたものでできています。体によい食事をすれば健康になり、体によくない食事をすれば不健康になります。人間にとって「食」とは、生きていくうえで最も重要かつ根源的な活動といえるでしょう。このあたりまえの視点が、耳鼻咽喉科《じびいんこうか》の領域には欠けていました。

本章では、食事の刺激によってリズムをきざむ「腸内時計」をリセットし、自律神経《じりつしんけい》（意思とは無関係に内臓や血管の働きを支配している神経）のバランスを整えて、フワフワめまい（慢性《まんせい》浮動性《ふどうせい》めまい）を改善する食事の方法を紹介します。

前章で述べたように、効果的な食事の指標となるのは体温です。すなわち、体温が起床直後から徐々に上昇し、午後2時ごろにピークに達して、そこから徐々に低下し、睡眠時に最も低くなるような食事が基本になります。

こうした考えに基づいて考案した「フワフワめまいに効く食事の基本6箇条」は以下のとおりです。

フワフワめまいに効く食事の基本6箇条

1 朝起きたらすぐに
コップ1杯の白湯を飲む

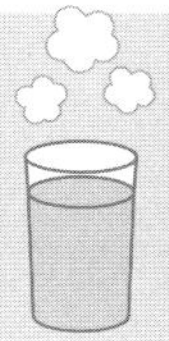

2 朝食では
体を温める食材をとる

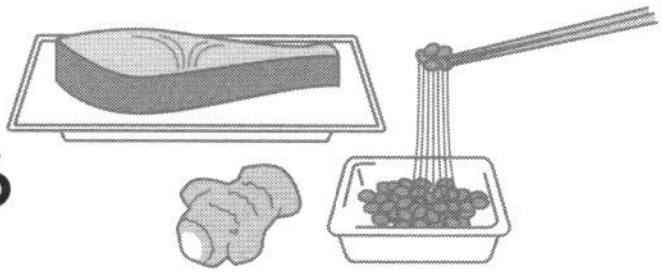

3 昼食は軽めにして
80～100グラムの糖質を
摂取する

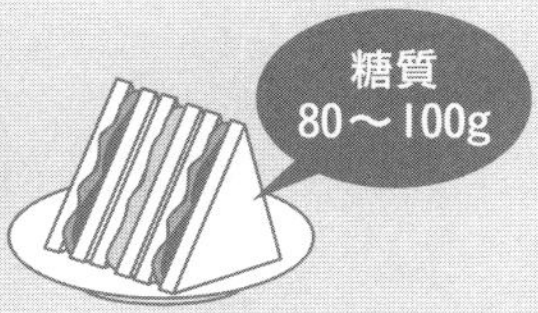

4 おやつにはコップ1杯の
常温のハチミツレモン水を飲む

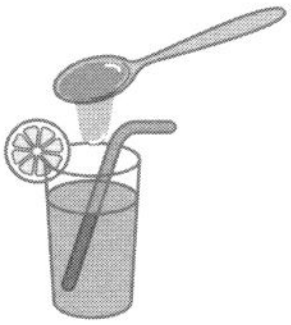

5 夕食では
体を冷やす食材をとる

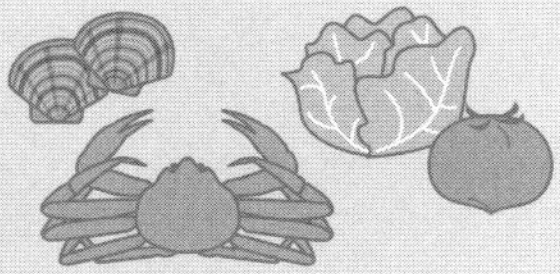

6 寝る前にコップ1杯の
冷たい水を飲む

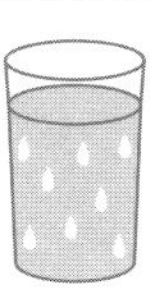

フワフワめまいに効く食事の基本6箇条

❶朝起きたらすぐにコップ1杯の白湯《さゆ》を飲む
❷朝食では体を温める食材をとる
❸昼食は軽めにして80〜100グラムの糖質を摂取《せっしゅ》する
❹おやつにはコップ1杯の常温のハチミツレモン水を飲む
❺夕食では体を冷やす食材をとる
❻寝る前にコップ1杯の冷たい水を飲む

それぞれの項目について解説しましょう。

朝起きたらすぐにコップ1杯の白湯を飲む

まず、起床と同時にコップ1杯（約200ミリリットル）の白湯を飲みましょう。起きる時間は、自分の生活スタイルに沿って一定にします。そして、ただちに白湯の温かさで腸を起こし、そこで腸内時計をリセットするのです。

沸かした湯を常温に置いて、37℃前後の人肌になるまで冷まして飲むとよいでしょう。

白湯を飲むのは、もちろん体を温めるためですが、実は、もう一つ理由があります。それは、副腎皮質《ふくじんひしつ》ホルモン（血中コルチゾール）の分泌《ぶんぴつ》を促《うなが》すためでもあるのです。

副腎皮質ホルモンは別名を「やる気ホルモン」ともいい、人間が活動するうえで欠かすことのできないホルモンです。ＡＣＴＨ単独欠損症とは、脳から分泌されるＡＣＴＨ（副腎皮質刺激ホルモン）の量が低下する病気で、結果的に副腎から分泌される副腎皮質ホルモンの量が低下して、無気力、不眠、頭痛といった症状を引き起こします。

東北女子大学の加藤秀夫《かとうひでお》教授らが行ったマウスを使った実験により、副腎皮質ホルモンの分泌の周期は、明暗の周期、すなわち、光の刺激によってリズムをきざむ脳内時計ではなく、摂食《せっしょく》周期、つまり、食事の刺激によってリズムをきざむ腸内時計の周期に同調することが確かめられています。

起き抜けに白湯を飲むことを2週間ほど続けると、副腎皮質ホルモンの分泌が徐々に向上し、体温と同じように午後2時ごろにピークに達して、以降は夜の休息に向けて、徐々に分泌が低下していくようになります。このことにより、自律神経のうち、緊張時に優位になる交感神経《こうかんしんけい》と、リラックス時に優位になる副交感神経《ふくこうかんしんけい》のバランスが整い、フワフワめまいを改善へと導くことができます。

朝食では体を温める食材をとる

最近は、朝食をとらない人がふえていますが、摂食リズムを整えるために、朝食はしっかりととりましょう。栄養過多な現代人に朝食は不要と提唱する人もいるようですが、前述した副腎皮質ホルモンの分泌という点でも、私は朝食をとるべきだと考えています。

体を温める食材としては、ゴボウ、ニンジン、ショウガ、ヤマイモなどの根菜《こんさい》類、寒い地方で育ったサケやイクラ、発酵《はっこう》食品である納豆、みそ、ぬか漬けなどがあげられます。当院では、115ページに掲載した「体温を調整する食材一覧」の表を患者さんに渡しています。

これらに加えて、適度な炭水化物とたんぱく質、塩分をとるように心がけてください。これは、活動をするためのエネルギー源が必要だからです。また、人間は一晩寝ている間に200〜400ミリリットルの汗をかくため、塩分をとって吸収をよくする必要もあります。

ただし、あくまでも「適度な量」という点を忘れないようにしてください。どのようなものも

体を温める主な食材

根菜類 → ゴボウ、ニンジン、ショウガ、ヤマイモなど

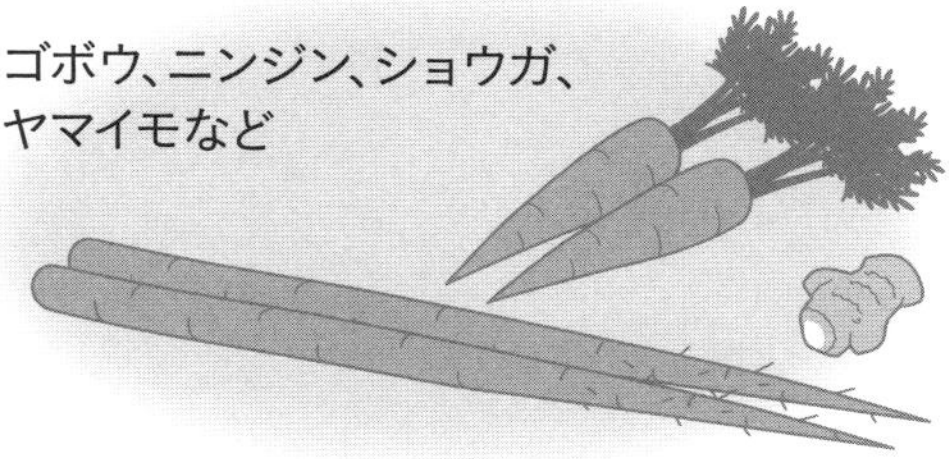

寒い地方で育った食材 → サケ、イクラなど

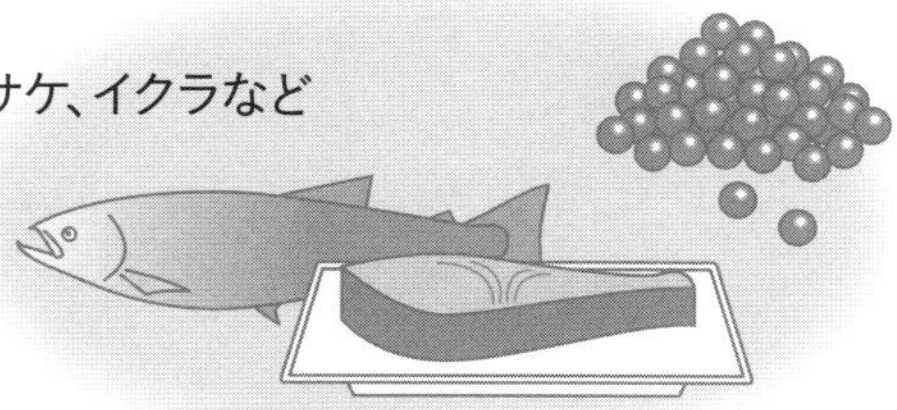

発酵食品 → 納豆、みそ、ぬか漬けなど

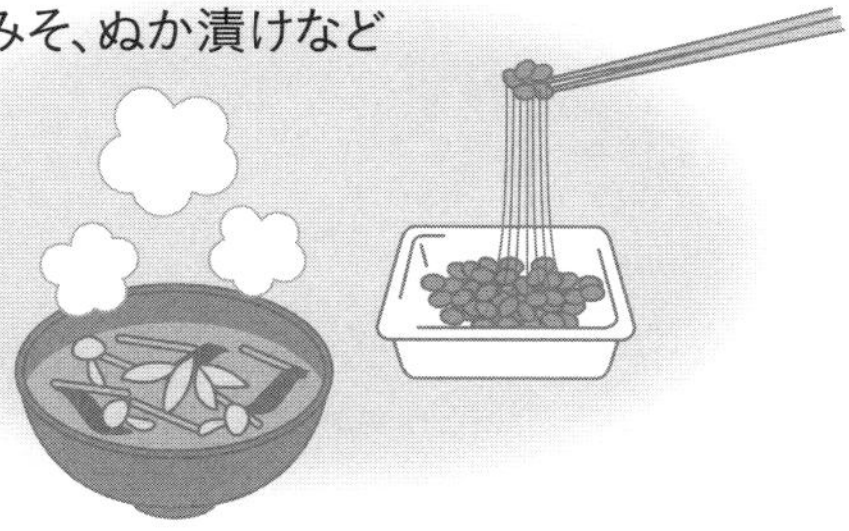

※ごはんにみそ汁、焼き魚、卵、納豆、漬物といった典型的な和食がおすすめ。

※ヨーグルトが欲しい人は、プレーンヨーグルトを電子レンジで温めた「ホットヨーグルト」をとる。

必要以上に大量にとれば、体になんらかの悪影響を与えるのは当然です。過剰な炭水化物が肥満の原因になることはよく知られており、塩分のとりすぎは高血圧をはじめとした生活習慣病を招きます。

以上のことを考えると、理想的な朝食とは、適度な量の和食ということになります。ごはんにみそ汁、焼き魚、卵、納豆、漬物といった典型的な和食が体を温めてくれるのです。

なお、人体によい影響を与える微生物（善玉菌）であるプロバイオティクスの観点から、ヨーグルトを常食する人がふえています。しかし、胃に食べたものが入っておらず、胃酸が出ていない状態で、冷蔵庫で冷やしたヨーグルトを食べると、胃が収縮《しゅうしゅく》して胃酸が分泌されます。すると、せっかく体内に入れた善玉菌が腸に届く前に死んでしまいます。ヨーグルトが欲しい人は、プレーンヨーグルトを電子レンジで温めた「ホットヨーグルト」を食べるようにしましょう。腸内細菌叢《そう》が整うと、自律神経のバランスも整います。また、結果的に便通もよくなります。

昼食は軽めにして80～100グラムの糖質を摂取する

昼食を大量にとると、眠けに襲われやすくなります。これは、食後に急激に上がった血糖値が、

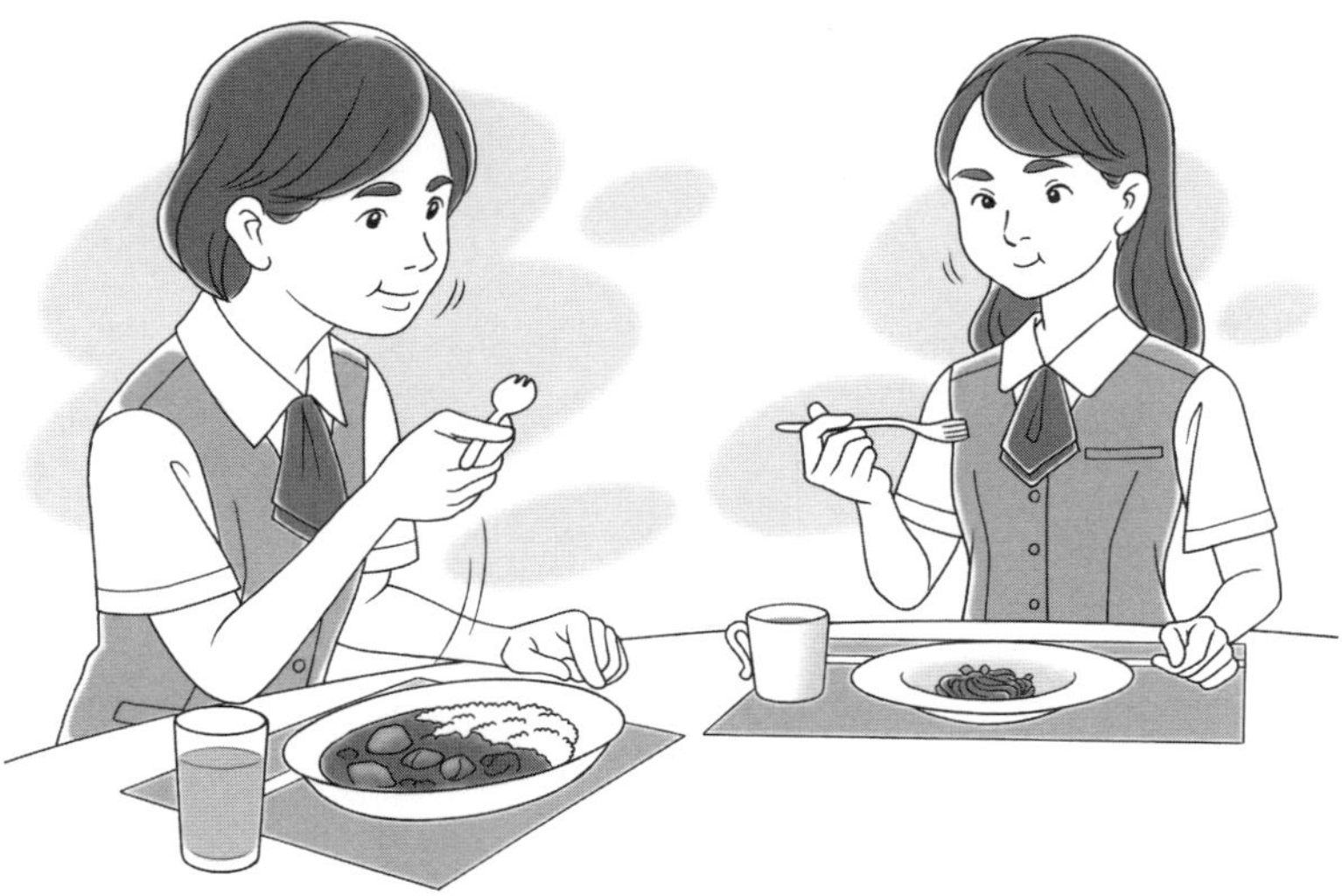

昼食ではごはんや麺類、パンなど糖質を意識的にとること

その反動で急降下する「血糖値スパイク」を起こすためです。血糖値スパイクをくり返していると、動脈《どうみゃく》硬《こう》化《か》が進行し、糖尿病や脳《のう》梗塞《こうそく》（脳の血管がつまる病気）や心筋梗塞《しんきんこうそく》（心臓の血管がつまる病気）、ガンや認知症まで招く危険性が指摘されています。

また、消化吸収を促すために副交感神経が優位になることも、大量の食事のあとに眠くなる原因の一つとされています。体温の上昇に伴《ともな》う交感神経の優位度は午後2時にピークに達し、その後、徐々に副交感神経が優位になっていくのが理想ですから、昼食後に副交感神経が優位になるのはタイミングが早すぎ、自律神経のバランスが狂ってしまいます。短時間の昼寝は脳によい働きをもたらすといわれていますが、食後に襲われる眠けは、意識的にとる昼寝とはまったく別物なのです。何よりも、眠けに襲われては、午後からの仕事や家事のパフォーマンスも落ちてしまいます。

昼食は軽めにすることを心がけましょう。

80～100グラムの糖質（炭水化物から食物繊維《しょくもつせんい》を除いたもの）をとるのは、効率よく糖質を吸収して、午後2時ごろに副腎皮質ホルモンの分泌のピークを持っていくためです。ただし、大量の糖質の摂取が体によくないことはいうまでもありません。1食につき80～100グラムという量は厳守してください。

おやつにはコップ1杯の常温のハチミツレモン水を飲む

太りすぎを気にしている人にとって、おやつは大敵かもしれません。とくに女性の場合、「間食をしてはだめ！」と自分にいい聞かせて、甘い物の誘惑と闘っているかたも多いことでしょう。しかし、午後2時ごろにピークに達し、その後、徐々に下降していく体温と副腎皮質ホルモンの分泌に対し、夕方に向けてもう一度スイッチを入れるのに、おやつは有効です。「3時のおやつ」は理にかなっているのです。

同じおやつを食べるのなら、フワフワめまいに効果的で、なおかつ太りにくいものを選びたいものです。そこでおすすめなのが、ハチミツレモン水です。

ハチミツには、ビタミンやミネラルが豊富に含まれています。とくに、ビタミンB群は、細胞内の代謝《たいしゃ》（物質の変化や入れ替わり）を助け、血行促進や疲労回復効果のあることで知られています。全身の血行がよくなり、疲労が取れれば、自律神経のバランスも整います。また、ビタミンB群のなかでも、ナイアシンは、末梢《まつしょう》血管の血流を促すことが臨床実験で確認されています。フワフワめまいには起因しないとはいえ、内耳の微細な血管内の血流がよくなれば、聴覚《ちょうかく》のコンディションはよりよい状態になります。

しかも、ハチミツの主な糖は、果糖とブドウ糖という単糖類です。単糖類は、砂糖の主成分であるショ糖と比べ、体内で素早く吸収されるため、太りにくいという利点もあります。

さらに、レモンに豊富なビタミンCには、抗酸化作用《こうさんかさよう》（ふえすぎると体に害を与える活性酸素《かっせいさんそ》から体を守る働き）やクエン酸の代謝促進作用もあります。まさに、いいことづくめのハチミツレモン水をおやつにとり入れない手はありません。

ハチミツレモン水の作り方は、いたって簡単です（51ページの図ならびに88ページの写真を参照）。

ハチミツレモン水の作り方

●材料（2〜3日分）

・レモン汁1個分

・ハチミツ大さじ3〜4

・ミネラルウオーター1リットル

●作り方

❶レモンは横半分に切り、スクイーザーでしぼる

❷すべての材料をまぜる

水は、塩素の多い水道水よりもミネラルウオーターをおすすめします。また、容器も化学物質で作られたペットボトルではなく、ガラス製のものを選びましょう。

こうして作ったハチミツレモン水は、冷蔵庫で保存すれば3日ほど日もちします。ただし、そのまま飲むには冷たすぎるので、昼食後にコップ1杯分を冷蔵庫から出して、常温にしてから午

ハチミツレモン水の作り方と飲み方

●作り方

❶レモンは横半分に切り、
スクイーザーでしぼる

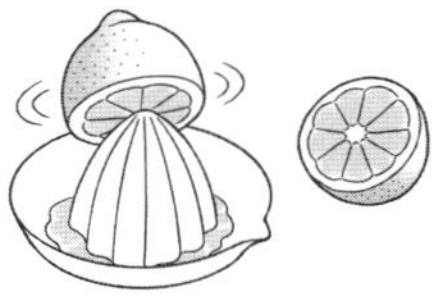

❷すべての材料をまぜる

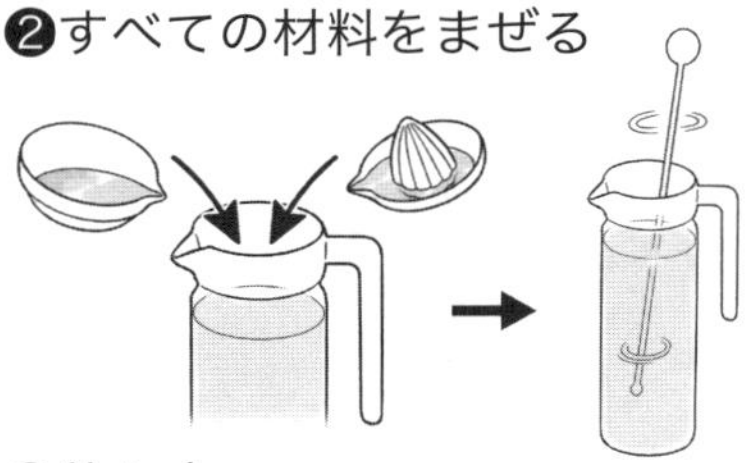

●材料（２～３日分）

・レモン汁
１個分

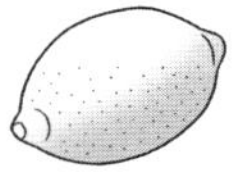

・ハチミツ
大さじ３～４

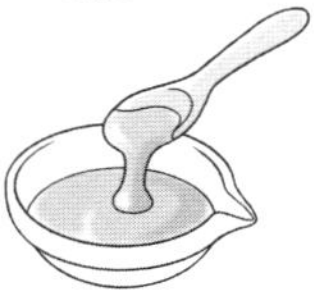

・ミネラル
ウオーター
１リットル

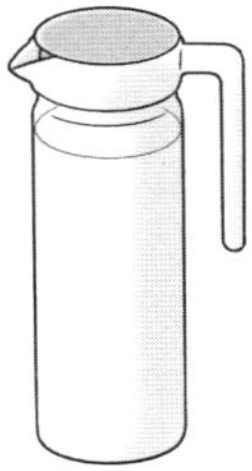

●飲み方

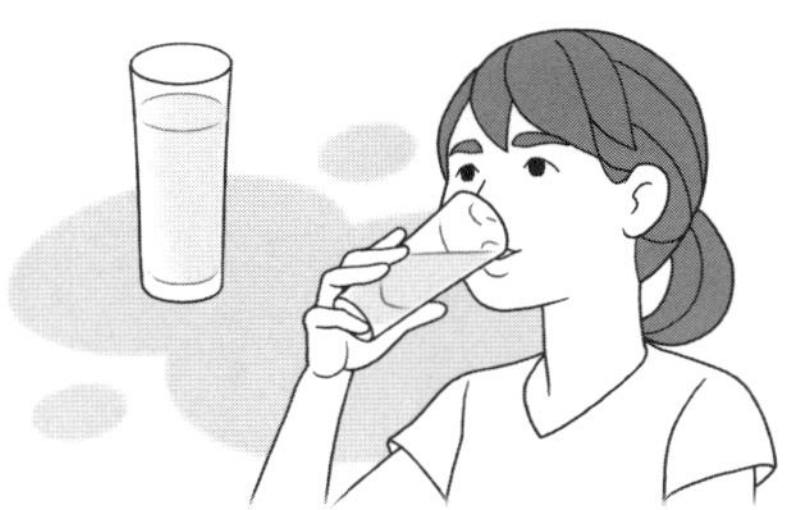

冷蔵庫で保存すれば３日ほど日もちするので、昼食後にコップ１杯分を冷蔵庫から出して、常温にしてから午後３時ごろに飲む

※水は塩素の多い水道水よりもミネラルウオーターがおすすめ。

※容器も化学物質で作られたペットボトルではなくガラス製のものを選ぶ。

※糖尿病の人はハチミツの量を、逆流性食道炎や胃に疾患のある人はレモンの量を調整するか、飲用を控える。

後3時ごろに飲むようにしてください。お好みでミントの葉を1枚入れると、よりおいしくなります。

私自身も、ハチミツレモン水を毎日、朝晩に飲んで、健康づくりに役立てています。

なお、糖尿病の人はハチミツの量を、逆流性食道炎や胃に疾患《しっかん》のある人はレモンの量を調整するか、飲用を控えましょう。

夕食では体を冷やす食材をとる

午後2時以降、徐々に下がっていく体温が、寝る直前に最も低くなるように、夕食では体を冷やす食材をとるようにしましょう。

根菜類が体を温めるのに対し、葉野菜には体を冷やす作用があります。キャベツ、レタス、ハクサイ、ホウレンソウなどを積極的にとりましょう。また、トマト、キュウリ、ダイコンなどにも体を冷やす作用があります。

同様に、寒い地方でとれた食材が体を温めるのに対し、暑い地方でとれた食材は体を冷やします。とくに、スイカ、バナナ、パイナップルなどの果物は、その傾向が顕著《けんちょ》です。

体を冷やす主な食材

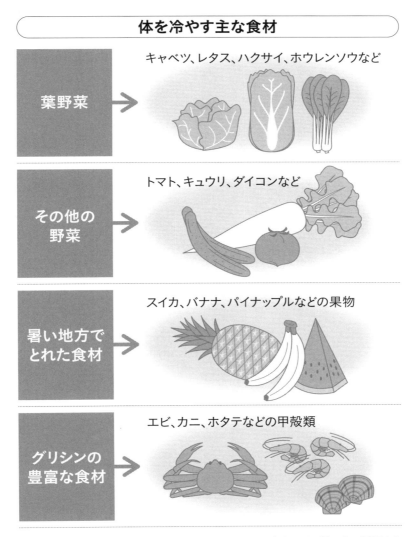

葉野菜 → キャベツ、レタス、ハクサイ、ホウレンソウなど

その他の野菜 → トマト、キュウリ、ダイコンなど

暑い地方でとれた食材 → スイカ、バナナ、パイナップルなどの果物

グリシンの豊富な食材 → エビ、カニ、ホタテなどの甲殻類

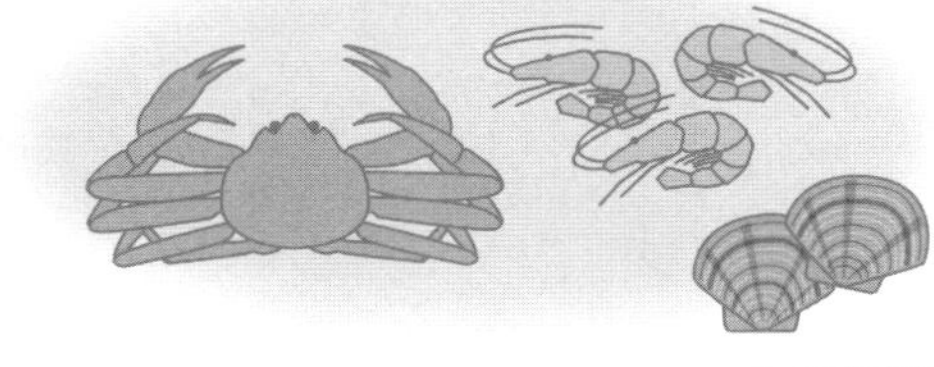

※ギャバが豊富な発芽玄米、ジャガイモ、チョコレートなどには、質のよい睡眠をもたらす効果がある。

アミノ酸の一種であるグリシンにも、体を冷やす作用があります。エビ、カニ、ホタテなどの甲殻類《こうかくるい》は、グリシンが豊富なことで知られています。

もう一つ、良質な睡眠を実現するという観点から、ギャバが注目されています。ギャバ(GABA)とは、Gamma-Amino Butyric Acid（γ《ガンマ》―アミノ酪酸《らくさん》）の略です。ギャバには、副交感神経を優位にし、興奮を鎮《しず》めて、体温や血圧を下げ、睡眠の質を高める効果があります。ギャバが豊富な食材としては、発芽玄米《はつがげんまい》、ジャガイモ、チョコレートなどがあります。

こうした食材を意識的にとるようにすれば、あとはとくに制限を設ける必要はありません。朝食の場合は、結果的に和食が理想の献立となりましたが、夕食は自分の好みの料理でけっこうです。また、昼食は軽めにしますが、夕食は極端にたくさんでなければ、量を抑えなくてもよいでしょう。あまり制限が多いと、食事の楽しみがなくなってしまいます。一日の終わりには、楽しむことも大切です。

なお、一般的に、夕食をとってから寝るまでには3時間が必要とされています。しかし、人によっては5時間くらい必要な場合もあります。そう考えると、夕食はどんなに遅くても午後7時までにはとりたいものです。しかしながら、ライフスタイルが関係してくるため、すべての人が午後7時までに夕食をとるというのは現実的ではありません。できるだけ「寝る3時間前までには夕食を終える」と心がけるようにしてください。

寝る前にコップ1杯の冷たい水を飲む

夕食で下げた体温をさらに下げるために、寝る前にコップ1杯の冷たい水を飲みましょう。寝る前に測った体温が、日中と比較してあまり下がっていない場合は冷蔵庫で冷やした水を、明らかに下がっていることが確認できた場合は常温の水を飲んでください。

ハチミツレモン水と同様に、塩分の多い水道水よりも、ミネラルウオーターがおすすめです。市販のミネラルウオーターを2本のガラス製の水差しなどに移し替え、1本は冷蔵庫に入れ、もう1本は食器だななどに置いておき、寝る前の体温によって、どちらかを選ぶとよいでしょう。

高齢者のなかには、夜中にトイレに起きるのをきらって、寝る前に水を飲むのをいやがるかたが少なからずいます。しかし、脳梗塞を発症するのは、明け方の5~8時が圧倒的に多いというデータがあります。これは、人間は寝ている間に200~400ミリリットルほどの汗をかくため、脱水状態になっている可能性の高いことが一因です。たとえ頻尿《ひんにょう》傾向があっても、重篤《じゅうとく》な病気を発症しないために、そして、フワフワめまいを改善させるために、寝る前のコップ1杯の水を欠かさないようにしてください。

以上が、フワフワめまいに効く食事の6箇条の詳細です。57～88ページに、この6箇条にのっとったレシピをカラー写真とともに紹介しています。ぜひ、参考にして、実践してください。

フワフワめまいに効く食事
特選5日間レシピ

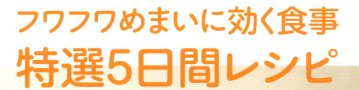

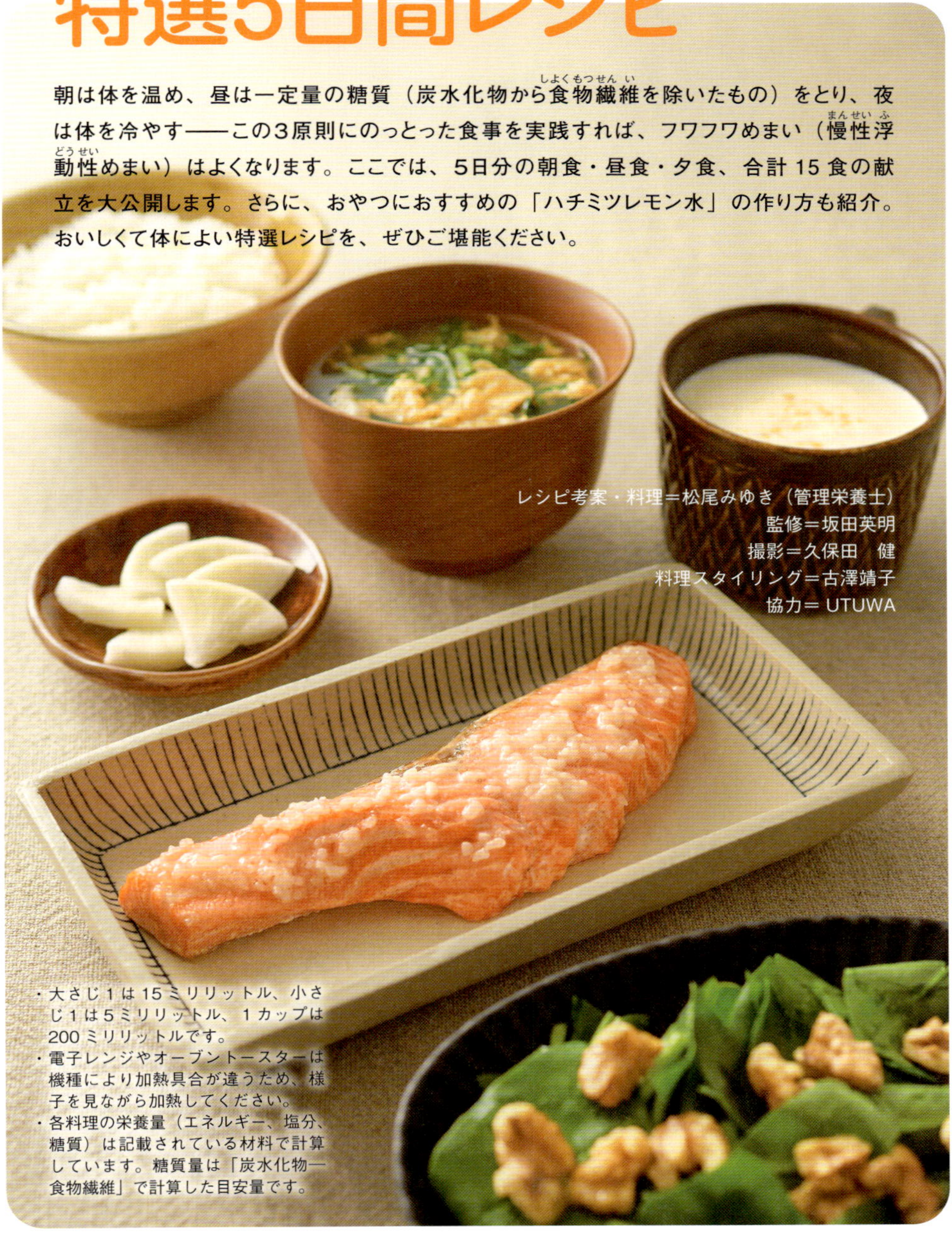

朝は体を温め、昼は一定量の糖質（炭水化物から食物繊維《しょくもつせんい》を除いたもの）をとり、夜は体を冷やす——この3原則にのっとった食事を実践すれば、フワフワめまい（慢性浮《まんせいふ》動性《どうせい》めまい）はよくなります。ここでは、5日分の朝食・昼食・夕食、合計15食の献立を大公開します。さらに、おやつにおすすめの「ハチミツレモン水」の作り方も紹介。おいしくて体によい特選レシピを、ぜひご堪能ください。

レシピ考案・料理＝松尾みゆき（管理栄養士）
監修＝坂田英明
撮影＝久保田　健
料理スタイリング＝古澤靖子
協力＝ UTUWA

- 大さじ1は15ミリリットル、小さじ1は5ミリリットル、1カップは200ミリリットルです。
- 電子レンジやオーブントースターは機種により加熱具合が違うため、様子を見ながら加熱してください。
- 各料理の栄養量（エネルギー、塩分、糖質）は記載されている材料で計算しています。糖質量は「炭水化物－食物繊維」で計算した目安量です。

アジの干物 シソおろし添え

［1人分のエネルギー］122 キロカロリー
［1人分の塩分］1.3 グラム
［1人分の糖質］1.9 グラム

⦿ 材料（2人分）

ダイコン……4センチ
青ジソ……4枚
アジの干物……2枚
しょうゆ……小さじ 1/2

⦿ 作り方

❶ダイコンはすりおろし、水けを切る。
❷青ジソは千切りにし、①と和《あ》える。
❸アジの干物は魚焼きグリルで焼く。
❹器に③を盛り、②を添え、しょうゆをかける。

根菜《こんさい》みそ汁

［1人分のエネルギー］70 キロカロリー
［1人分の塩分］1.3 グラム
［1人分の糖質］4.4 グラム

⦿ 材料（2人分）

油揚げ……1枚
タマネギ……1/4 個
ニンジン……2センチ
ショウガ……1/2 片
だし汁……1と 1/2 カップ
みそ……大さじ 1

⦿ 作り方

❶油揚げは熱湯をかけて油抜きし、短冊《たんざく》切りにする。
❷タマネギは薄切りに、ニンジンは半月切りに、ショウガは千切りにする。
❸鍋にだし汁と②を入れて中火に熱し、煮立ったら①を加える。野菜が軟らかくなったら火を止め、みそを溶《と》きまぜる。

ホットミカンヨーグルト

［1人分のエネルギー］119 キロカロリー
［1人分の塩分］0.1 グラム
［1人分の糖質］19.3 グラム

⦿ 材料（2人分）

ミカン……2個
A［プレーンヨーグルト……200 グラム
　ハチミツ……小さじ2

⦿ 作り方

❶ミカンは横半分に切り、スクイーザーでしぼる。
❷耐熱カップに①と A を入れ、まぜる。
❸調理用ラップをかけ、600 ワットの電子レンジで 1 分 30 秒ほど加熱する。

ごはん 1 膳（150 グラム）／1人分

［1人分のエネルギー］252 キロカロリー
［1人分の塩分］0.0 グラム
［1人分の糖質］ 55.2 グラム

1日め 朝食

＊ アジの干物 シソおろし添え
＊ 根菜みそ汁
ホットミカンヨーグルト
＊ ごはん

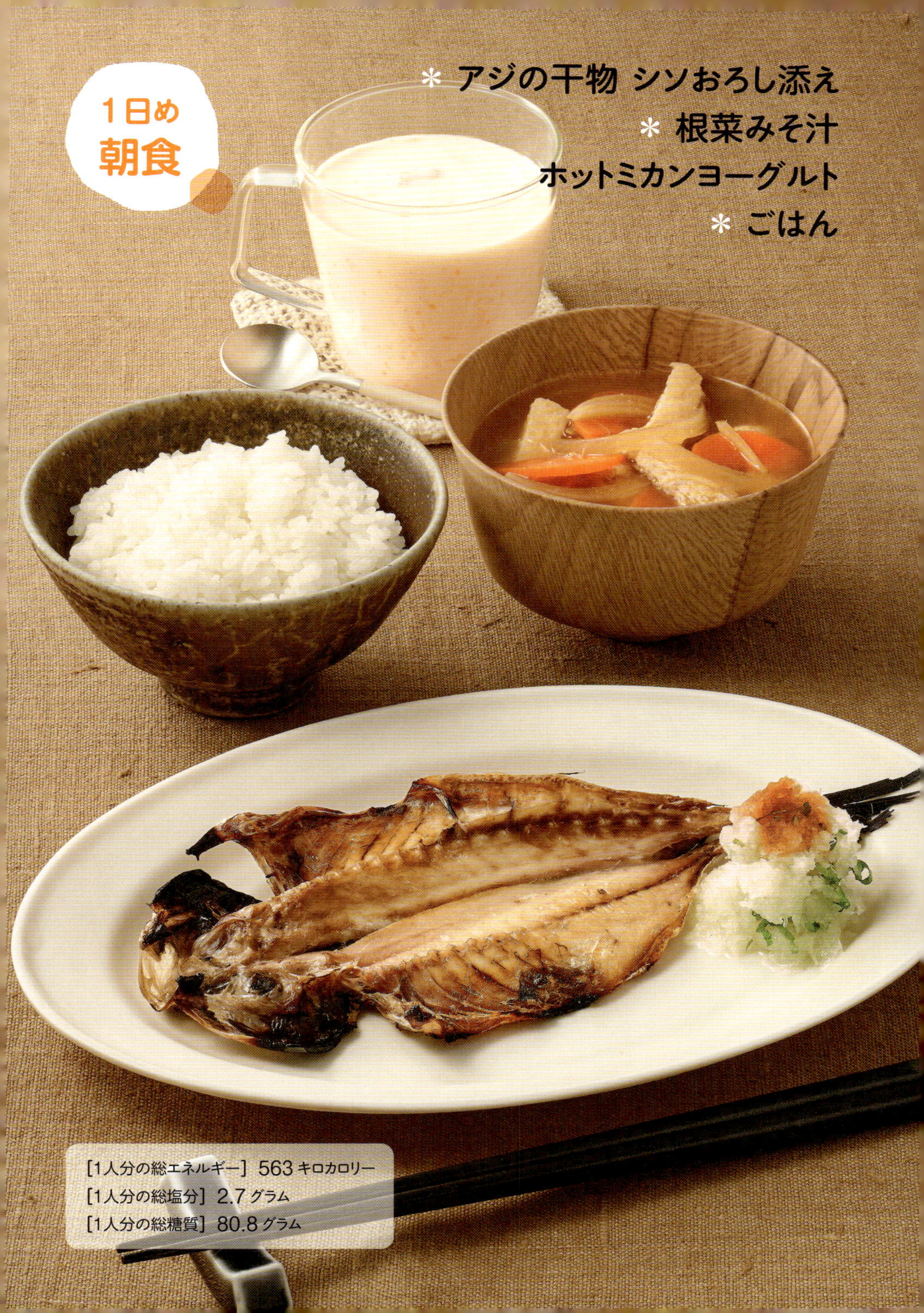

[1人分の総エネルギー] 563 キロカロリー
[1人分の総塩分] 2.7 グラム
[1人分の総糖質] 80.8 グラム

ドライカレー

［1人分のエネルギー］515 キロカロリー
［1人分の塩分］1.3 グラム
［1人分の糖質］77.0 グラム

⦿ 材料（2人分）

タマネギ……1/4 個
ニンニク……1/2 片
サラダ油……小さじ2
鶏ひき肉……100 グラム
A ［ 水……1/2 カップ
大豆水煮……30 グラム
カレー粉……大さじ1
コンソメ（顆粒《かりゅう》）……小さじ1
塩……小さじ 1/6
ごはん……400 グラム
パセリ……少々

⦿ 作り方

❶タマネギとニンニクはみじん切りにする。
❷フライパンにサラダ油と①のニンニクを入れ、弱火にかける。香りが出たら中火にし、鶏ひき肉を炒める。肉に火が通ったら、①のタマネギを加えて炒め合わせる。
❸ A を加え、水分がなくなるまで煮る。
❹器にごはんを盛り、③をのせる。お好みでみじん切りにしたパセリを散らす。

キャベツとコーンのコールスロー

［1人分のエネルギー］65 キロカロリー
［1人分の塩分］0.7 グラム
［1人分の糖質］4.1 グラム

⦿ 材料（2人分）

キャベツ…2枚
A ［ マヨネーズ……大さじ 1
酢……小さじ 1/2
塩……小さじ 1/6
ホールコーン……30 グラム
粗挽《あらび》きコショウ……少々

⦿ 作り方

❶キャベツは千切りにし、耐熱皿に入れて調理用ラップをかけ、600 ワットの電子レンジで1分 30 秒ほど加熱し、粗熱《あらねつ》を取る。
❷ボウルに A を入れてまぜ、①とコーンを加えて和《あ》える。
❸器に盛り、粗挽きコショウを振る。

1日め
昼食

＊ドライカレー
＊キャベツとコーンのコールスロー

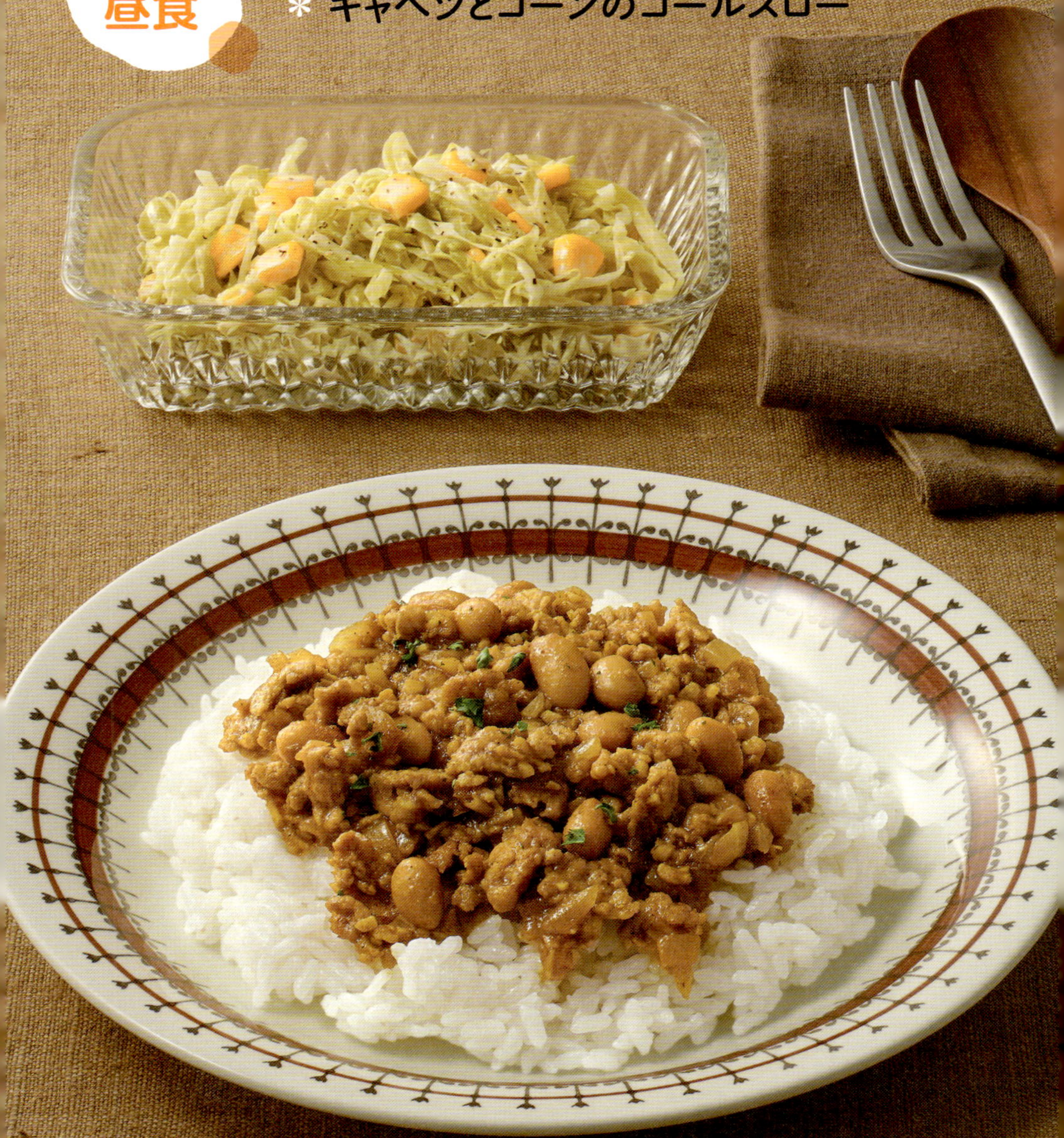

[1人分の総エネルギー] 580キロカロリー
[1人分の総塩分] 2.0グラム
[1人分の総糖質] 81.1グラム

イカとコマツナの塩ニンニク炒め

［1人分のエネルギー］110 キロカロリー
［1人分の塩分］1.1 グラム
［1人分の糖質］1.5 グラム

⊙ 材料（2人分）

スルメイカ……1杯
コマツナ……1/2束
ニンニク……1片
サラダ油……小さじ2
塩……小さじ1/4

⊙ 作り方

❶イカは足を引き抜き、内臓を取る。足は5センチ長さに、胴は1センチ幅の輪切りにする。
❷コマツナは4センチ長さに切り、ニンニクは薄切りにする。
❸フライパンに②のニンニクとサラダ油を入れて弱火に熱し、香りが出たら中火にし、①を炒める。
❹イカに火が通ったら、②のコマツナを加えて炒め合わせ、塩を加えてからめる。

薬味たっぷり冷奴《ひややつこ》

［1人分のエネルギー］51 キロカロリー
［1人分の塩分］0.5 グラム
［1人分の糖質］2.1 グラム

⊙ 材料（2人分）

ミョウガ……2個
青ジソ……2枚
絹ごし豆腐……1/2丁
ぽん酢しょうゆ……大さじ1
すり白ゴマ……小さじ1/4

⊙ 作り方

❶ミョウガは小口切りにし、青ジソは千切りにする。
❷豆腐を切って器に盛り、①をのせ、ぽん酢しょうゆをかける。上にすりゴマを振る。

アボカドとバジルのサラダ

［1人分のエネルギー］151 キロカロリー
［1人分の塩分］0.2 グラム
［1人分の糖質］0.9 グラム

⊙ 材料（2人分）

アボカド…1個
バジル…小6枚
A［レモン汁……小さじ1/2
　オリーブ油……小さじ1/2
　薄口しょうゆ……小さじ1/2
粗挽《あらび》きコショウ……少々

⊙ 作り方

❶アボカドは皮と種を取り、半月切りにする。
❷器に①を盛ってバジルをのせ、まぜたAをかけて粗挽きコショウを振る。

発芽玄米《はつがげんまい》ごはん 1膳（150グラム）／1人分

［1人分のエネルギー］251 キロカロリー
［1人分の塩分］0.0 グラム
［1人分の糖質］49.8 グラム

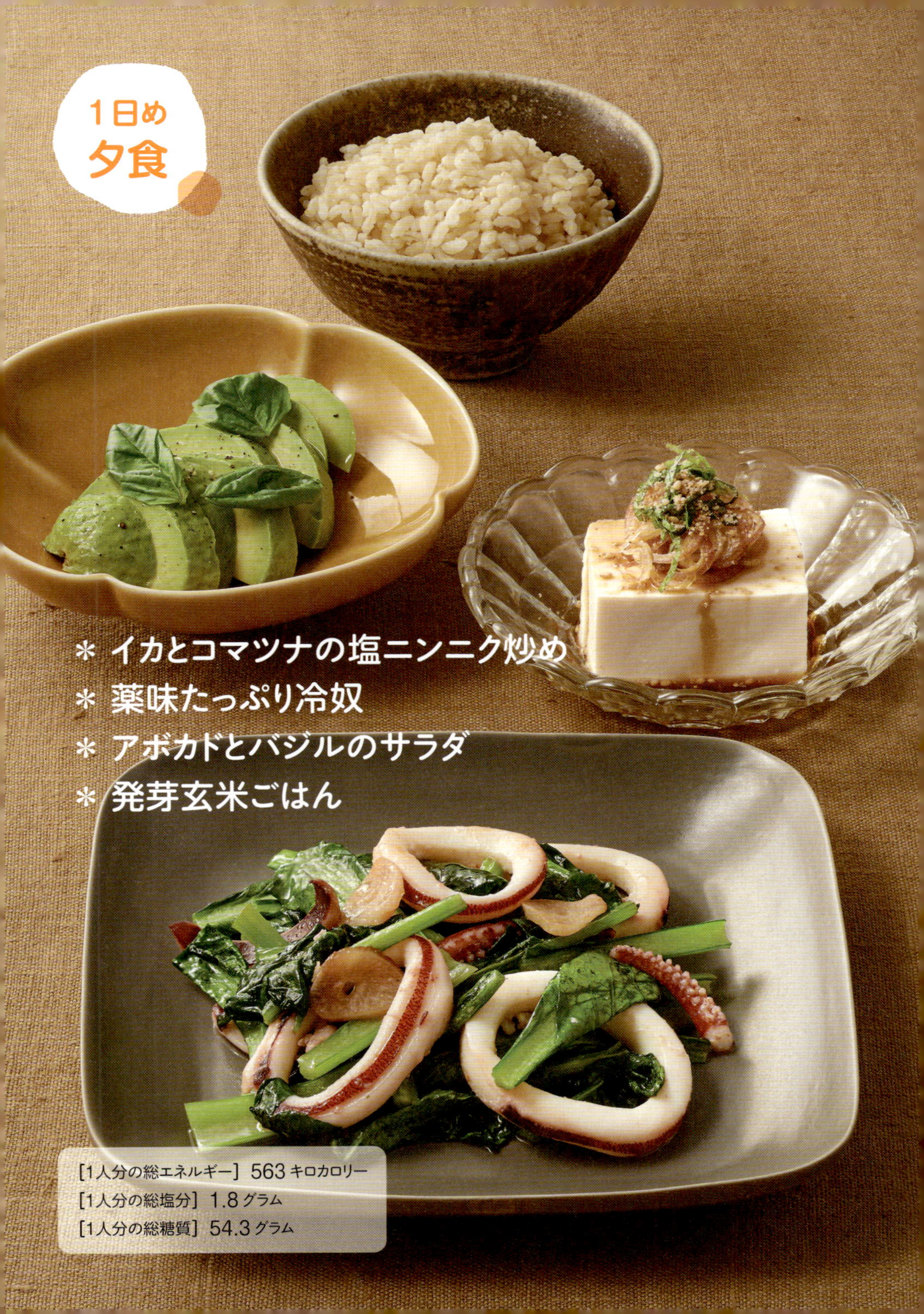

1日め
夕食

＊ イカとコマツナの塩ニンニク炒め
＊ 薬味たっぷり冷奴
＊ アボカドとバジルのサラダ
＊ 発芽玄米ごはん

［1人分の総エネルギー］ 563 キロカロリー
［1人分の総塩分］ 1.8 グラム
［1人分の総糖質］ 54.3 グラム

サバ缶とナガイモの青ノリしょうゆ

［1人分のエネルギー］176 キロカロリー
［1人分の塩分］0.9 グラム
［1人分の糖質］6.8 グラム

◉ 材料（2人分）

サバの水煮……1缶（150 グラム）
ナガイモ……100 グラム
しょうゆ……小さじ 1/2
青ノリ……小さじ 1/4

◉ 作り方

❶サバの水けを切る。ナガイモは皮をむき、1センチ厚さのイチョウ切りにする。
❷器に①を盛り、しょうゆをかけ、青ノリを振る。

納豆汁

［1人分のエネルギー］105 キロカロリー
［1人分の塩分］1.3 グラム
［1人分の糖質］4.8 グラム

◉ 材料（2人分）

だし汁……1と 1/2 カップ
ひきわり納豆……80 グラム
ナメコ……50 グラム
みそ……大さじ1
万能ネギ……1本

◉ 作り方

❶鍋にだし汁を入れて中火に熱し、煮立ったら納豆とナメコを加え、3 分ほど煮る。
❷火を止め、みそを溶《と》きまぜる。
❸器に盛り、小口切りにした万能ネギを散らす。

ダイコンのぬか漬け（15 グラム）／1人分

［1人分のエネルギー］5キロカロリー
［1人分の塩分］0.6 グラム
［1人分の糖質］0.7 グラム

ごはん 1膳（150 グラム）／1人分

［1人分のエネルギー］252 キロカロリー
［1人分の塩分］0.0 グラム
［1人分の糖質］55.2 グラム

2日め
朝食

＊ サバ缶とナガイモの青ノリしょうゆ
＊ 納豆汁
＊ ダイコンのぬか漬け
＊ ごはん

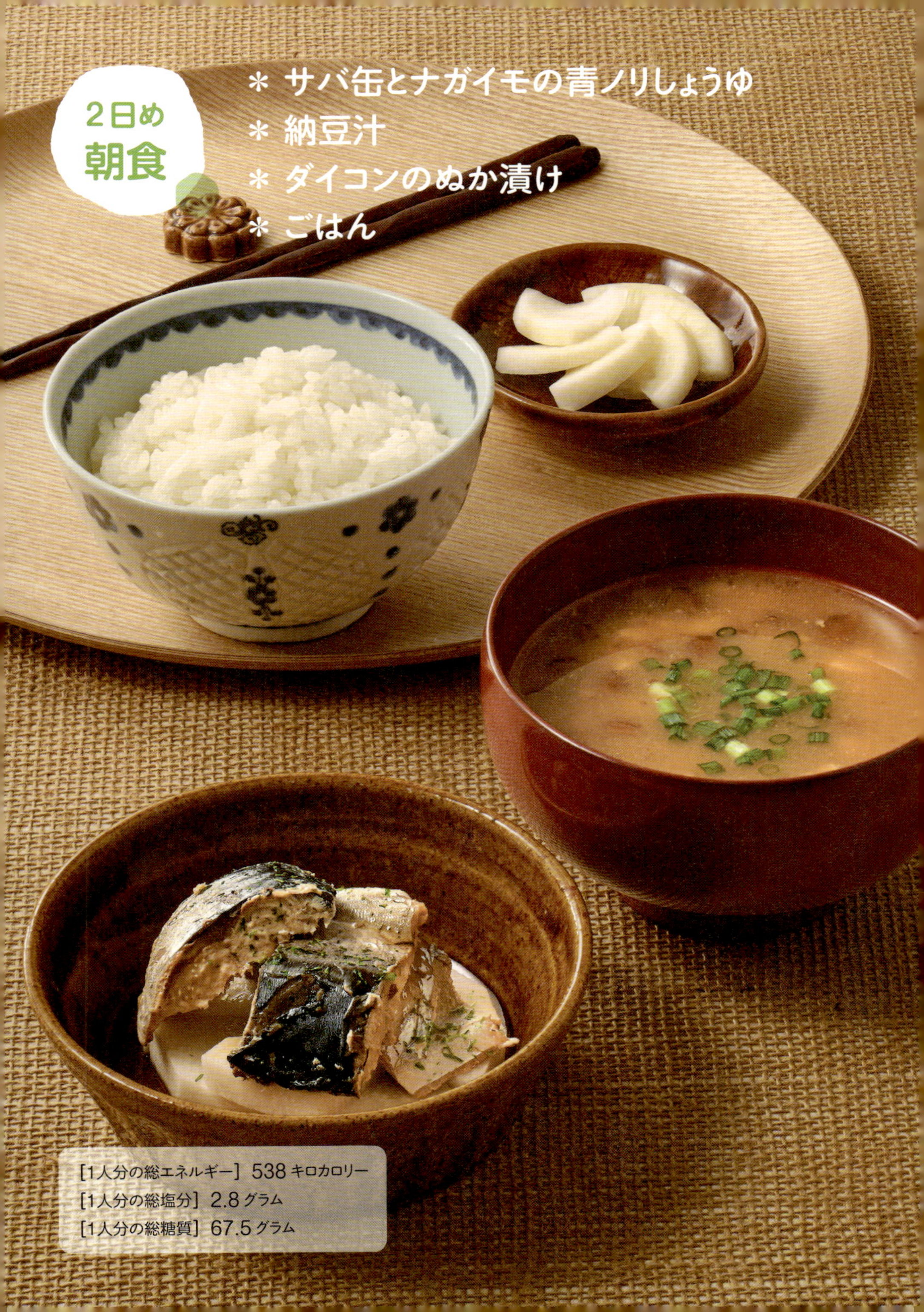

［1人分の総エネルギー］ 538 キロカロリー
［1人分の総塩分］ 2.8 グラム
［1人分の総糖質］ 67.5 グラム

野菜たっぷりナポリタンスパゲティ

［1人分のエネルギー］454 キロカロリー
［1人分の塩分］1.6 グラム
［1人分の糖質］67.2 グラム

◉ 材料（2人分）

ウインナー……2本
ニンジン……1/5 本
タマネギ……1/4 個
ピーマン……1個
シイタケ……2枚
オリーブ油……大さじ1
スパゲティ……150 グラム
A［トマトケチャップ……大さじ 4
　ウスターソース……小さじ 1/2

◉ 作り方

❶ウインナーは斜め切りに、ニンジンは千切りに、タマネギは薄切りにする。ピーマンはへたと種を取り、薄切りにする。シイタケは石突きを取り、薄切りにする。
❷フライパンにオリーブ油を中火に熱し、①を炒める。
❸たっぷりの沸騰した湯に塩少々（分量外）を加え、スパゲティを表示時間どおりにゆでる。
❹②に③と A を加え、からめながら炒める。

豆乳コーンスープ

［1人分のエネルギー］115 キロカロリー
［1人分の塩分］1.2 グラム
［1人分の糖質］16.3 グラム

◉ 材料（2人分）

A［クリームコーン……150 グラム
　無調整豆乳……1カップ
　コンソメ（顆粒《かりゅう》）……小さじ1
パセリ……少々

◉ 作り方

❶大きめの耐熱カップに A を入れ、まぜる。
❷調理用ラップをかけ、600 ワットの電子レンジで 2 分から 2 分 30 秒ほど加熱する。
❸器に盛り、お好みでみじん切りにしたパセリを散らす。

2日め
昼食

＊ 野菜たっぷりナポリタンスパゲティ
＊ 豆乳コーンスープ

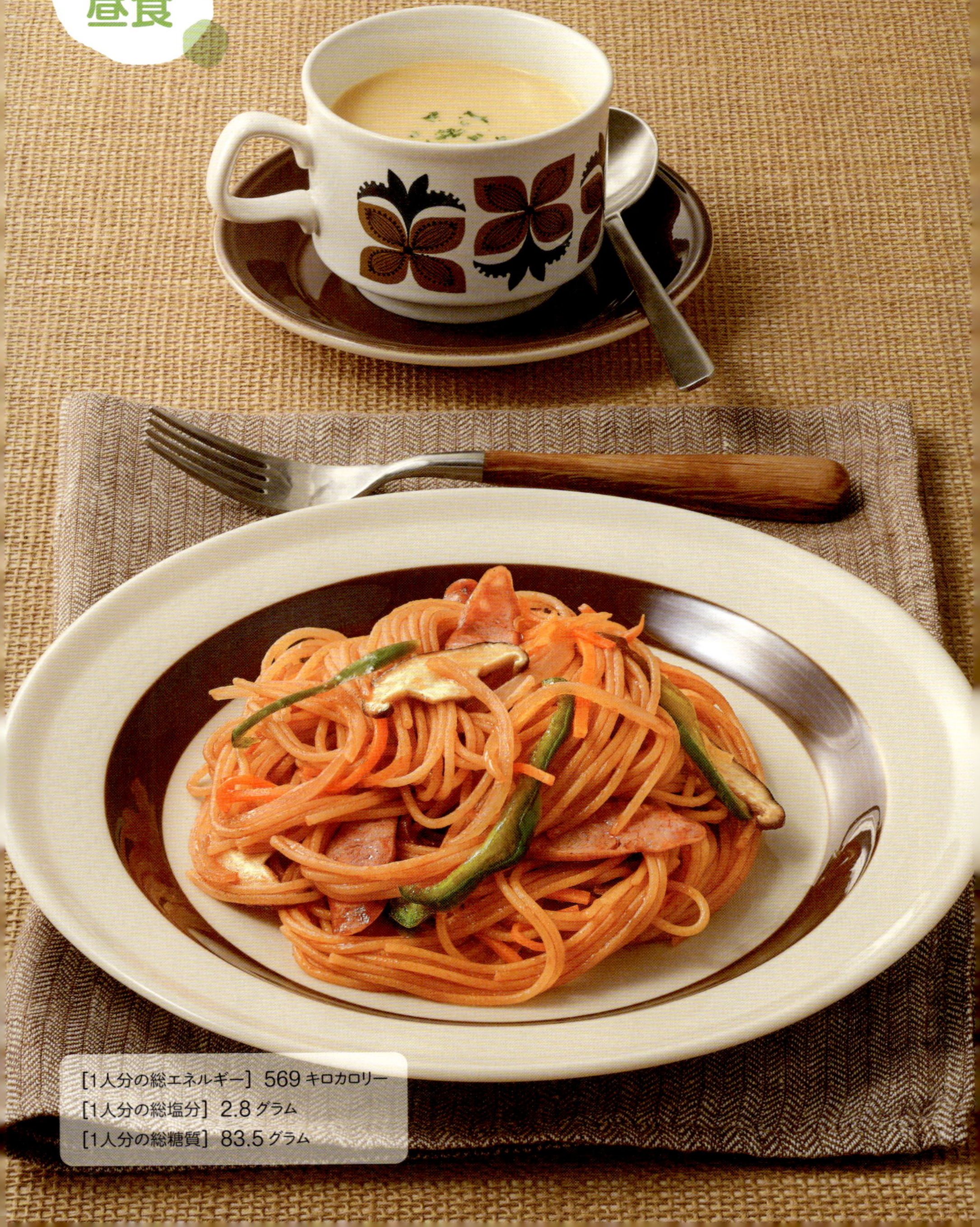

[1人分の総エネルギー] 569 キロカロリー
[1人分の総塩分] 2.8 グラム
[1人分の総糖質] 83.5 グラム

野菜たっぷりバンバンジー

[1人分のエネルギー] 229 キロカロリー
[1人分の塩分] 0.8 グラム
[1人分の糖質] 6.0 グラム

◉ 材料（2人分）

鶏胸肉……200 グラム
塩……小さじ 1/8
コショウ……少々
酒……大さじ2
A ┌ 鶏の蒸《む》し汁……大さじ1
　│ 白ねりゴマ……小さじ2
　│ みそ……小さじ1
　└ 酢……小さじ 1/2
トマト……1個
キュウリ……1/2 本
白煎《い》りゴマ……小さじ 1/2

◉ 作り方

❶鶏胸肉に塩とコショウを振り、耐熱皿に入れる。酒を振って調理用ラップをかけ、600 ワットの電子レンジで 2 分ほど加熱する。
❷肉を裏返し、さらに 1 〜 2 分加熱し、ラップをかけたまま蒸らす。
❸粗熱《あらねつ》が取れたら、鶏肉を手でさく。蒸し汁はとっておく。
❹ボウルに A を入れてまぜ、③の鶏肉を加えて和《あ》える。
❺トマトはへたを取り、半月切りにする。キュウリは千切りにする。
❻器に④と⑤を盛り、ゴマを振る。

チンゲンサイのおろし和え

[1人分のエネルギー] 13 キロカロリー
[1人分の塩分] 0.4 グラム
[1人分の糖質] 1.7 グラム

◉ 材料（2人分）

チンゲンサイ……1株
ダイコン……2センチ
ぽん酢しょうゆ……小さじ2

◉ 作り方

❶チンゲンサイの葉と軸は 4 センチ長さに切り、芯《しん》は 6 等分に切る。
❷調理用ラップで包み、600 ワットの電子レンジで 1 分ほど加熱する。
❸ダイコンはすりおろし、水けを切る。
❹ボウルに③とぽん酢しょうゆを入れてまぜ、②を加えて和える。

レタスとワカメのお湯かけ中華スープ

[1人分のエネルギー] 17 キロカロリー
[1人分の塩分] 1.4 グラム
[1人分の糖質] 1.1 グラム

◉ 材料（2人分）

レタス……1枚
A ┌ 乾燥ワカメ……小さじ2
　│ 鶏ガラスープの素《もと》（顆粒《かりゅう》）……大さじ 1/2
　│ ゴマ油……小さじ 1/2
　└ 薄口しょうゆ……小さじ 1/4
熱湯……1と 1/2 カップ

◉ 作り方

❶レタスは1センチ幅に切る。
❷1 人分の耐熱カップに①とAを半量ずつ入れ、熱湯をそれぞれ加え、よくまぜる。

ルビーグレープフルーツ（1/4 個）／1人分

[1人分のエネルギー] 19 キロカロリー
[1人分の塩分] 0.0 グラム
[1人分の糖質] 4.5 グラム

発芽玄米《はつがげんまい》ごはん 1膳（150 グラム）／ 1 人分

[1人分のエネルギー] 251 キロカロリー
[1人分の塩分] 0.0 グラム
[1人分の糖質] 49.8 グラム

2日め
夕食

＊ 野菜たっぷりバンバンジー
＊ チンゲンサイのおろし和え
＊ レタスとワカメのお湯かけ中華スープ
＊ ルビーグレープフルーツ
＊ 発芽玄米ごはん

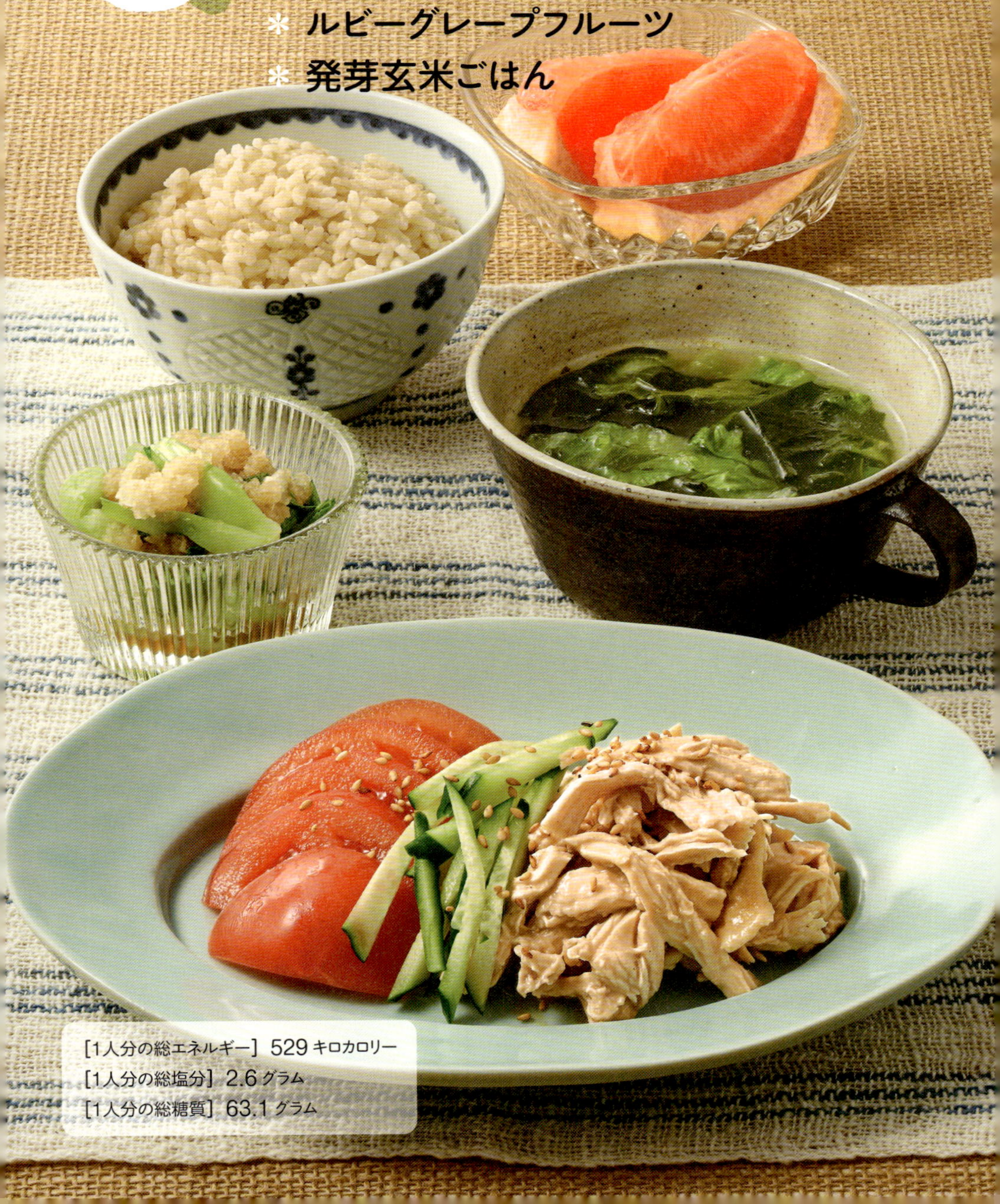

[1人分の総エネルギー] 529 キロカロリー
[1人分の総塩分] 2.6 グラム
[1人分の総糖質] 63.1 グラム

ピザトースト

［1人分のエネルギー］272 キロカロリー
［1人分の塩分］1.6 グラム
［1人分の糖質］32.2 グラム

⦿ 材料（2人分）

タマネギ……1/10 個
食パン（6枚切り）……2 枚
トマトケチャップ……大さじ 1
ホールコーン……30 グラム
ツナ水煮……30 グラム
ピザ用チーズ……40 グラム

⦿ 作り方

❶タマネギは薄切りにする。
❷食パンにケチャップをぬり、①、コーン、ツナ、チーズをのせる。
❸オーブントースターで焼き色がつくまで焼く。

ホウレンソウとベーコンのレンジオムレツ

［1人分のエネルギー］121 キロカロリー
［1人分の塩分］0.4 グラム
［1人分の糖質］1.0 グラム

⦿ 材料（2人分）

ホウレンソウ……50 グラム
卵……2個
牛乳……大さじ2
ベーコン……1枚

⦿ 作り方

❶ホウレンソウは塩少々（分量外）を入れた熱湯でゆで、冷水にさらす。
❷水けをしっかりとしぼり、3センチ長さに切る。
❸ボウルに卵を割り入れ、牛乳を加えてまぜる。
❹ベーコンは短冊《たんざく》切りにする。
❺1人分の耐熱皿に②をそれぞれ入れ、③を流し入れる。
❻④をのせ、調理用ラップをふんわりかけて、1人分ずつ 600 ワットの電子レンジで 1 分 30 秒から 2 分加熱する。

ホット甘酒ショウガヨーグルト

［1人分のエネルギー］103 キロカロリー
［1人分の塩分］0.2 グラム
［1人分の糖質］13.9 グラム

⦿ 材料（2人分）

プレーンヨーグルト……200 グラム
甘酒……100 グラム
ジンジャーパウダー……少々

⦿ 作り方

❶耐熱カップにすべての材料を入れ、まぜる。
❷調理用ラップをかけ、600 ワットの電子レンジで 1 分 30 秒ほど加熱する。
❸器にそそぎ入れ、お好みでさらにジンジャーパウダーを振る。

3日め 朝食

* ピザトースト
* ホウレンソウとベーコンのレンジオムレツ
* ホット甘酒ショウガヨーグルト

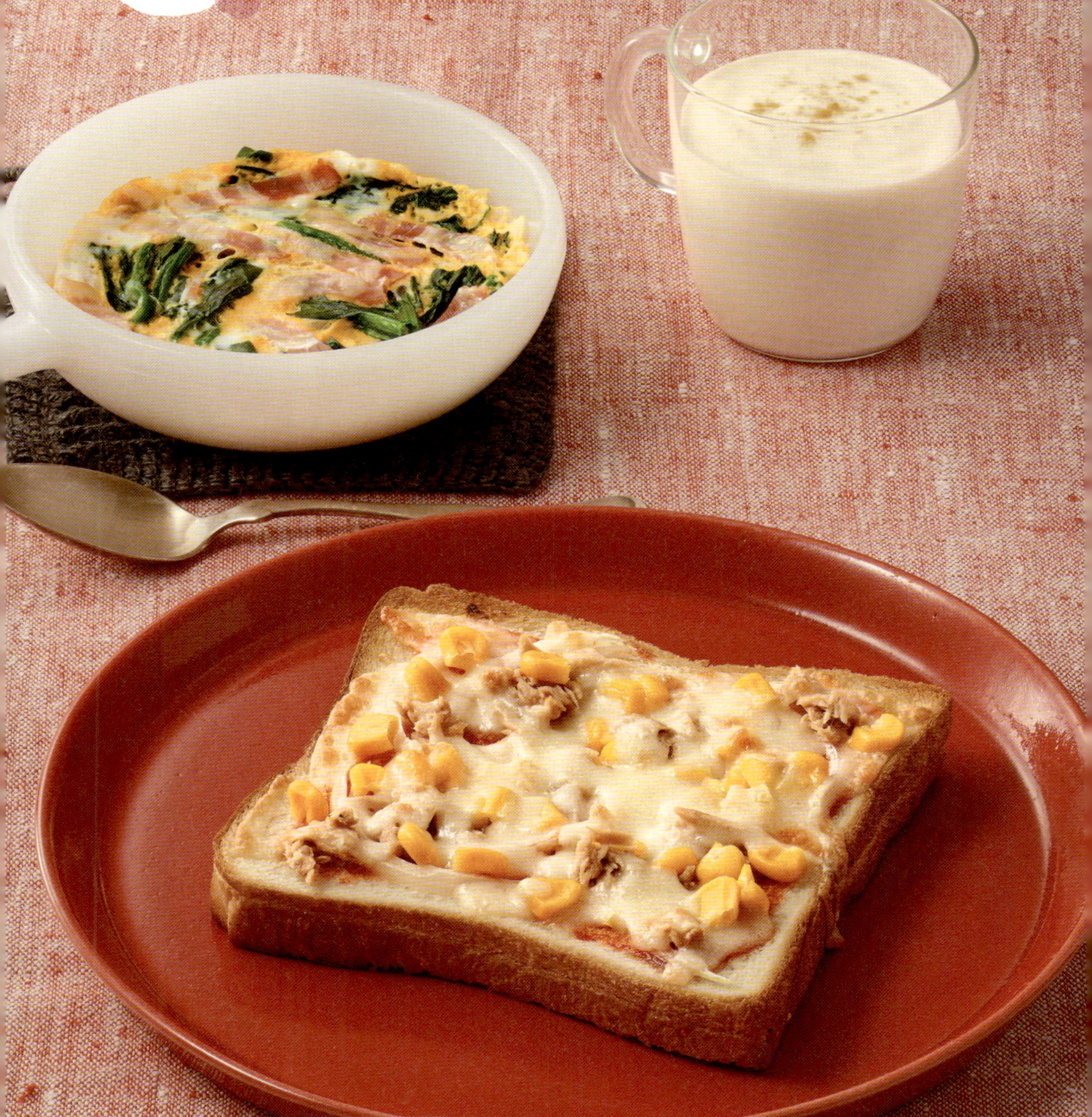

[1人分の総エネルギー] 496 キロカロリー
[1人分の総塩分] 2.2 グラム
[1人分の総糖質] 47.1 グラム

豚肉とピーマンの香味《こうみ》炒め

［1人分のエネルギー］197 キロカロリー
［1人分の塩分］1.0 グラム
［1人分の糖質］2.8 グラム

◉ 材料（2人分）

豚もも薄切り肉……150 グラム
塩……小さじ 1/6
ピーマン……3 個
A［ ショウガ……1/2 片
　 ニンニク……1/2 片
　 ゴマ油……小さじ2
B［ 酒……小さじ2
　 しょうゆ……小さじ1

◉ 作り方

❶豚肉はひとくち大に切り、塩を振る。
❷ピーマンはへたと種を取り、乱切りにする。
❸Aのショウガとニンニクはみじん切りにする。
❹フライパンに A を弱火に熱し、香りが出てきたら中火にし、①を炒める。
❺肉に火が通ったら、②を加えてさらに炒め、Bをまわし入れて、味をからめる。

ミニトマトのおかか和《あ》え

［1人分のエネルギー］21 キロカロリー
［1人分の塩分］0.1 グラム
［1人分の糖質］3.8 グラム

◉ 材料（2人分）

ミニトマト……10 個
A［ カツオブシ……1グラム
　 薄口しょうゆ……小さじ 1/4

◉ 作り方

❶ミニトマトはへたを取り、半分に切る。
❷ボウルに A を入れてまぜ、①を加えて和える。

ジャガイモとタマネギのみそ汁

［1人分のエネルギー］80 キロカロリー
［1人分の塩分］1.3 グラム
［1人分の糖質］14.5 グラム

◉ 材料（2人分）

ジャガイモ……1個
タマネギ……1/4 個
だし汁……1と 1/2 カップ
みそ……大さじ1

◉ 作り方

❶ジャガイモはひとくち大に切り、タマネギは薄切りにする。
❷鍋にだし汁と①を入れて中火に熱し、野菜が軟らかくなったら火を止め、みそを溶《と》きまぜる。

パイナップル（40 グラム）／1人分

［1人分のエネルギー］20 キロカロリー
［1人分の塩分］0.0 グラム
［1人分の糖質］4.8 グラム

ごはん 1膳（150 グラム）／1人分

［1人分のエネルギー］252 キロカロリー
［1人分の塩分］0.0 グラム
［1人分の糖質］55.2 グラム

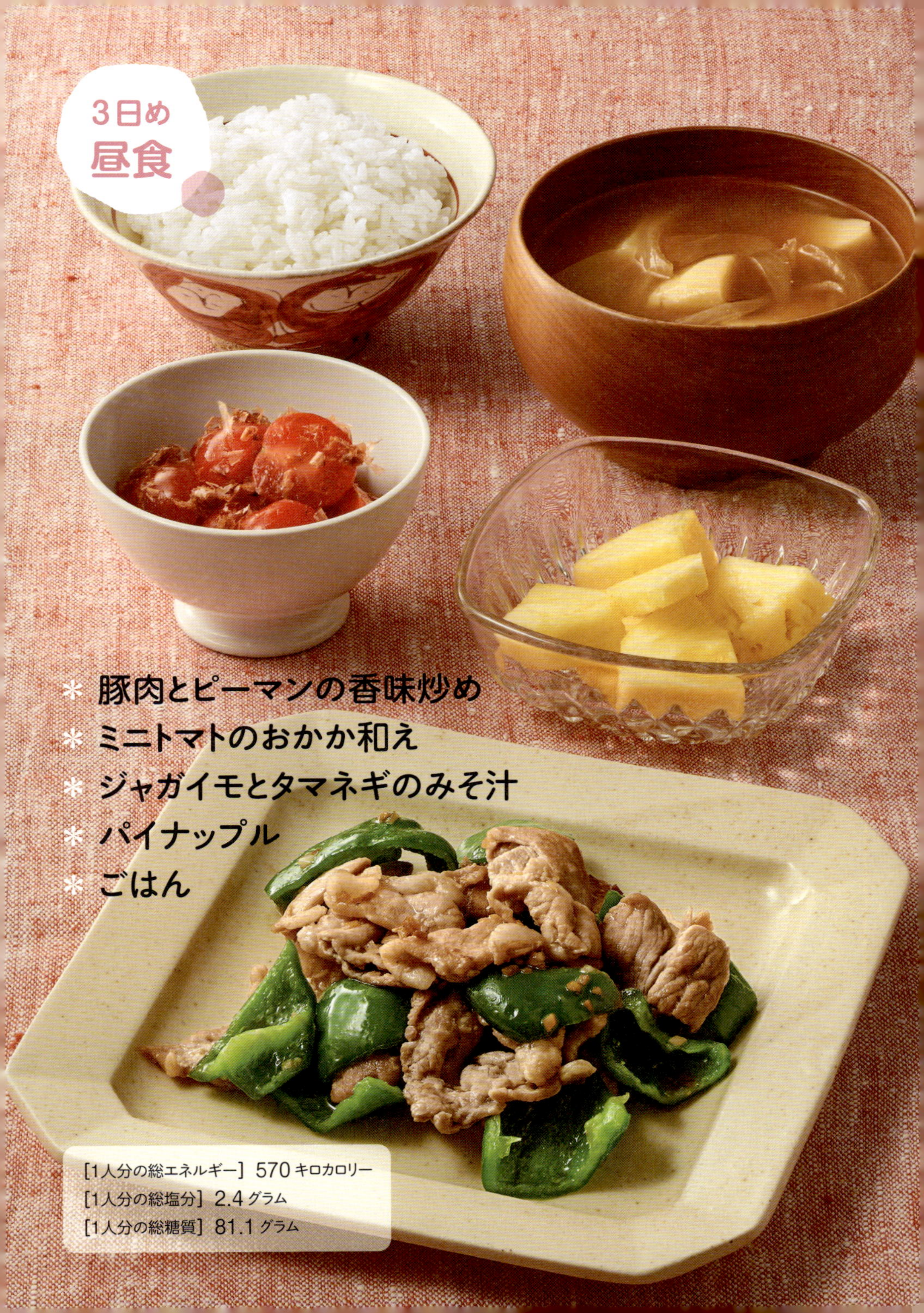

3日め
昼食

* 豚肉とピーマンの香味炒め
* ミニトマトのおかか和え
* ジャガイモとタマネギのみそ汁
* パイナップル
* ごはん

[1人分の総エネルギー] 570 キロカロリー
[1人分の総塩分] 2.4 グラム
[1人分の総糖質] 81.1 グラム

サラダちらし寿司

［1人分のエネルギー］488 キロカロリー
［1人分の塩分］1.6 グラム
［1人分の糖質］69.7 グラム

◎ 材料（2人分）

むきエビ……6尾
ホタテ（刺身用）……3個
甘酢ショウガ……20 グラム
発芽玄米《はつがげんまい》ごはん……400 グラム
ベビーリーフ……30 グラム
イクラしょうゆ漬け……20 グラム
A［ オリーブ油……大さじ 1/2
　　しょうゆ……大さじ 1/2

◎ 作り方

❶エビは熱湯でゆでる。ホタテは半分に切る。
❷甘酢ショウガは千切りにし、発芽玄米ごはんとまぜ合わせる。
❸器に②を盛り、①、ベビーリーフ、イクラをのせ、まぜた A をかける。

キュウリのシソ漬け

［1人分のエネルギー］7 キロカロリー
［1人分の塩分］0.4 グラム
［1人分の糖質］1.0 グラム

◎ 材料（2人分）

キュウリ……1本
塩……小さじ 1/8
青ジソ……3枚
白煎《い》りゴマ……小さじ 1/2

◎ 作り方

❶キュウリは輪切りにし、ポリ袋に入れ、塩を振って手でもみ込み、5分ほど置く。
❷青ジソは千切りにし、①にゴマといっしょに入れ、まぜる。

ハクサイとミツバのすまし汁

［1人分のエネルギー］14 キロカロリー
［1人分の塩分］0.6 グラム
［1人分の糖質］1.7 グラム

◎ 材料（2人分）

ハクサイ……1枚
シイタケ……2枚
だし汁……1と 1/2 カップ
A［ 薄口しょうゆ……小さじ 1/2
　　塩……小さじ 1/8
ミツバ……10 グラム

◎ 作り方

❶ハクサイは1センチ幅に切る。シイタケは軸を取り、薄切りにする。
❷鍋にだし汁を入れて中火に熱し、煮立ったら①を加えて煮る。
❸野菜が軟らかくなったら、A を加え、まぜる。
❹器に盛り、3センチ長さに切ったミツバをのせる。

イチゴ（5粒）／1人分

［1人分のエネルギー］26 キロカロリー
［1人分の塩分］0.0 グラム
［1人分の糖質］5.3 グラム

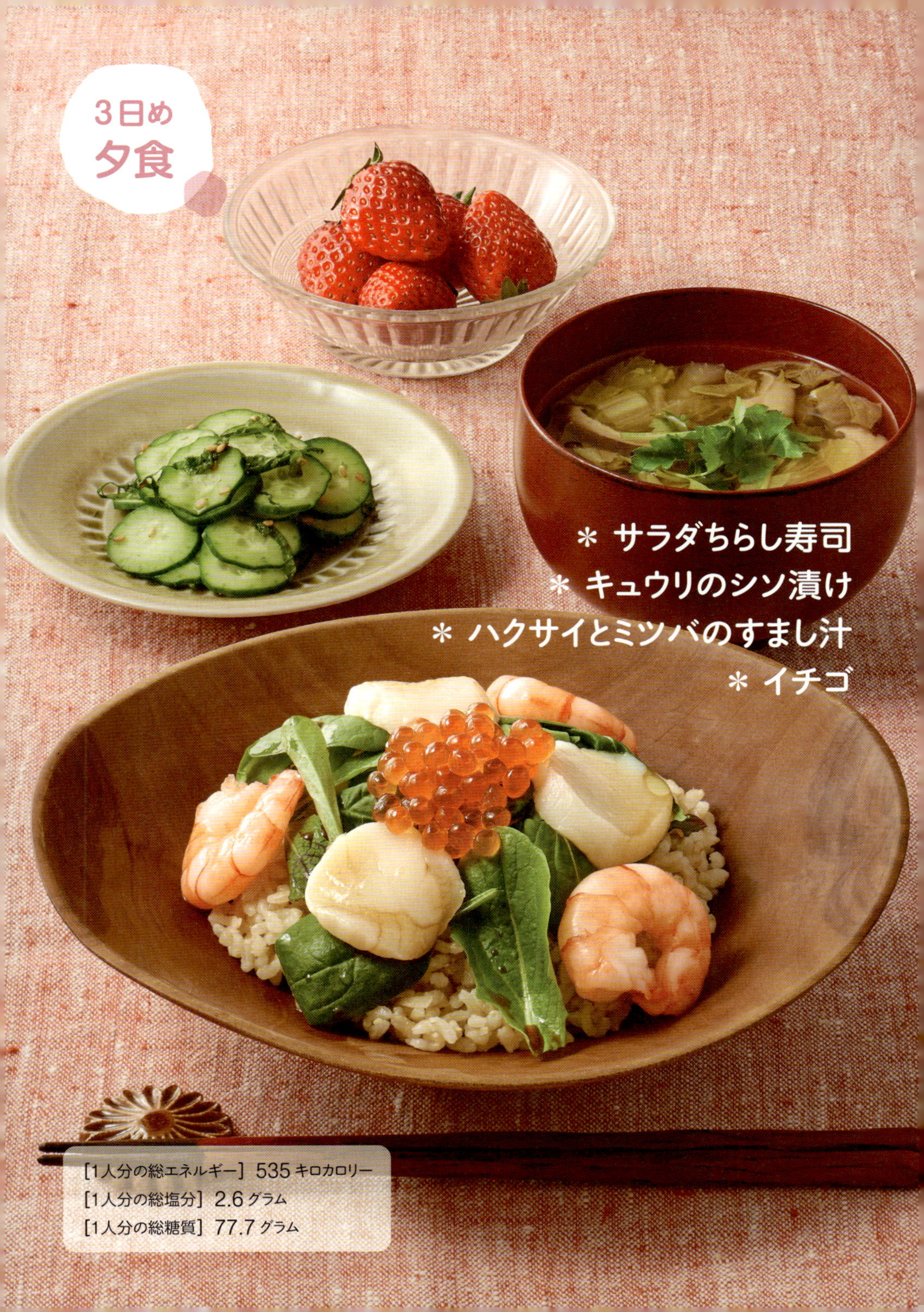

3日め 夕食

＊ サラダちらし寿司
＊ キュウリのシソ漬け
＊ ハクサイとミツバのすまし汁
＊ イチゴ

［1人分の総エネルギー］ 535 キロカロリー
［1人分の総塩分］ 2.6 グラム
［1人分の総糖質］ 77.7 グラム

サケの塩麹《しおこうじ》焼き

［1人分のエネルギー］142 キロカロリー
［1人分の塩分］0.9 グラム
［1人分の糖質］2.1 グラム

◉ 材料（2人分）

生《なま》ジャケ……2枚
塩麹……小さじ2

◉ 作り方

❶オーブントースターの受け皿にオーブンシートを敷き、サケを並べる。
❷上に塩麹をぬり、オーブントースターで火が通るまで焼く。

カボチャのゴマ和《あ》え

［1人分のエネルギー］86 キロカロリー
［1人分の塩分］0.4 グラム
［1人分の糖質］13.0 グラム

◉ 材料（2人分）

カボチャ……150 グラム
A［白すりゴマ……大さじ1
　 塩……小さじ 1/8

◉ 作り方

❶カボチャは種とわたを取り、1センチ厚さのひとくち大に切る。
❷耐熱ボウルに①を入れて調理用ラップをかけ、600 ワットの電子レンジで 2 分から 2 分 30 秒加熱する。
❸粗熱《あらねつ》を取って水けを切り、A を加えて和える。

ニラ玉汁

［1人分のエネルギー］48 キロカロリー
［1人分の塩分］0.7 グラム
［1人分の糖質］1.1 グラム

◉ 材料（2人分）

ニラ……50 グラム
だし汁……1と 1/2 カップ
卵……1個
薄口しょうゆ……小さじ1

◉ 作り方

❶ニラは3センチ長さに切る。
❷鍋にだし汁を入れて中火に熱し、煮立ったら溶《と》いた卵をまわし入れ、ゆっくりとかきまぜる。
❸①としょうゆを加え、さっと煮る。

ごはん 1 膳（150 グラム）／1人分

［1人分のエネルギー］252 キロカロリー
［1人分の塩分］0.0 グラム
［1人分の糖質］55.2 グラム

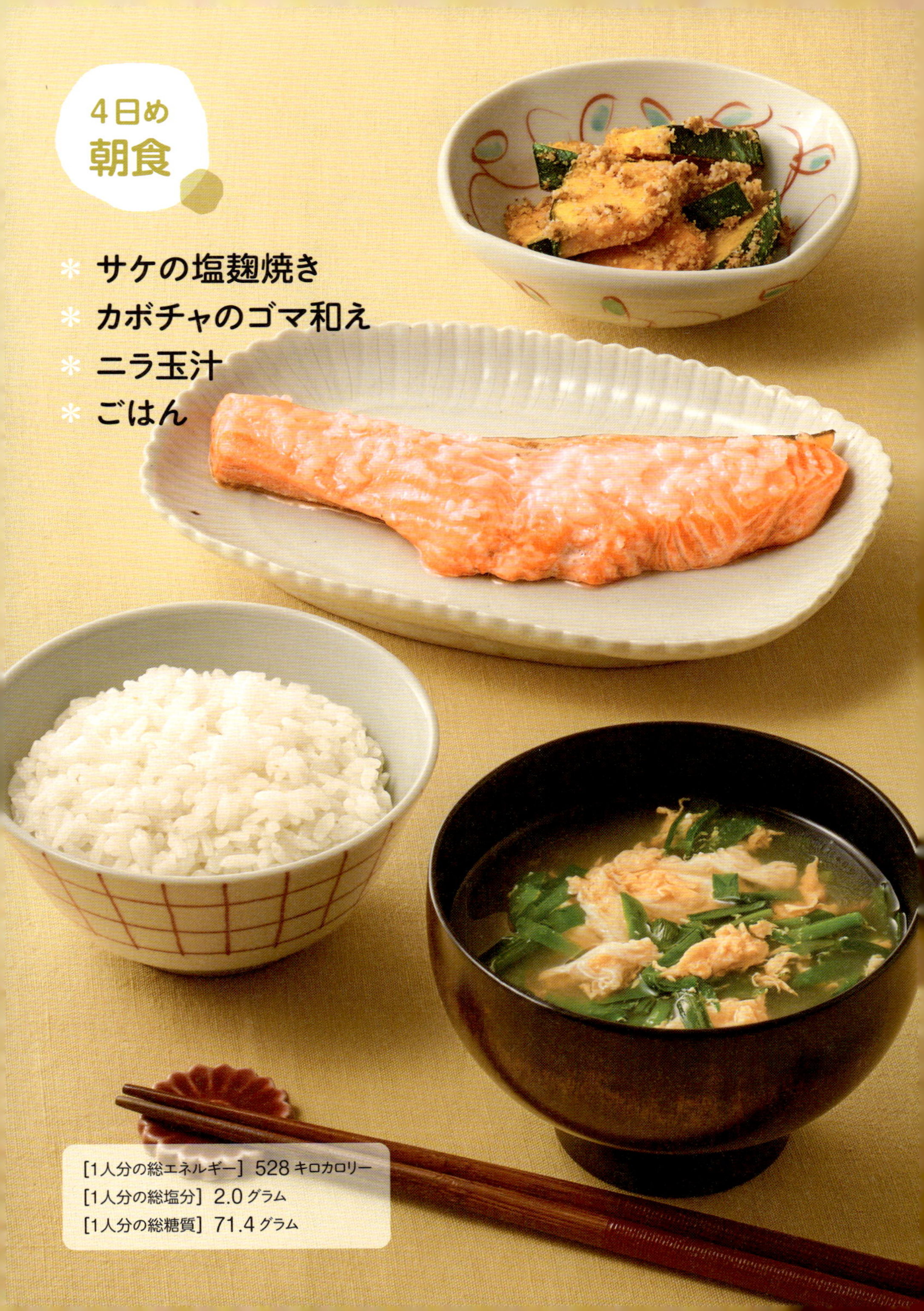

4日め
朝食

* サケの塩麹焼き
* カボチャのゴマ和え
* ニラ玉汁
* ごはん

[1人分の総エネルギー] 528 キロカロリー
[1人分の総塩分] 2.0 グラム
[1人分の総糖質] 71.4 グラム

ネギ塩チキンの焼きそば

［1人分のエネルギー］526 キロカロリー
［1人分の塩分］1.9 グラム
［1人分の糖質］58.0 グラム

◎ 材料（2人分）

鶏もも肉……150 グラム
塩……小さじ 1/4
コショウ……少々
長ネギ……1本
エリンギ……50 グラム
ゴマ油……大さじ1
蒸《む》し中華麺……2玉（300 グラム）
A［水……大さじ 2
　しょうゆ……小さじ 1
万能ネギ……少々

◎ 作り方

❶鶏肉は1センチ幅に切り、半量の塩とコショウを振る。長ネギは斜め切りにし、エリンギは短冊《たんざく》切りにする。
❷フライパンにゴマ油を熱し、①の鶏肉を炒める。
❸肉に火が通ったら、①の長ネギとエリンギを加えて炒める。
❹野菜がややしんなりしたら、麺と A を加えて炒め合わせ、残りの塩を加え、からめる。
❺器に盛り、お好みで小口切りにした万能ネギを散らす。

ダイコンとミズナの和風スープ

［1人分のエネルギー］11 キロカロリー
［1人分の塩分］0.8 グラム
［1人分の糖質］1.5 グラム

◎ 材料（2人分）

ダイコン……1センチ
ニンジン……1センチ
ミズナ……20 グラム
だし汁……1と 1/2 カップ
A［しょうゆ……小さじ 1/2
　塩……小さじ 1/8

◎ 作り方

❶ダイコンとニンジンは千切りにする。ミズナは3センチ長さに切る。
❷鍋にだし汁、①のダイコンとニンジンを入れて中火に熱し、野菜が軟らかくなったら①のミズナとAを加え、さっと煮る。

バナナ（1本）／1人分

［1人分のエネルギー］86 キロカロリー
［1人分の塩分］0.0 グラム
［1人分の糖質］21.4 グラム

4日め
昼食

* ネギ塩チキンの焼きそば
* ダイコンとミズナの和風スープ
* バナナ

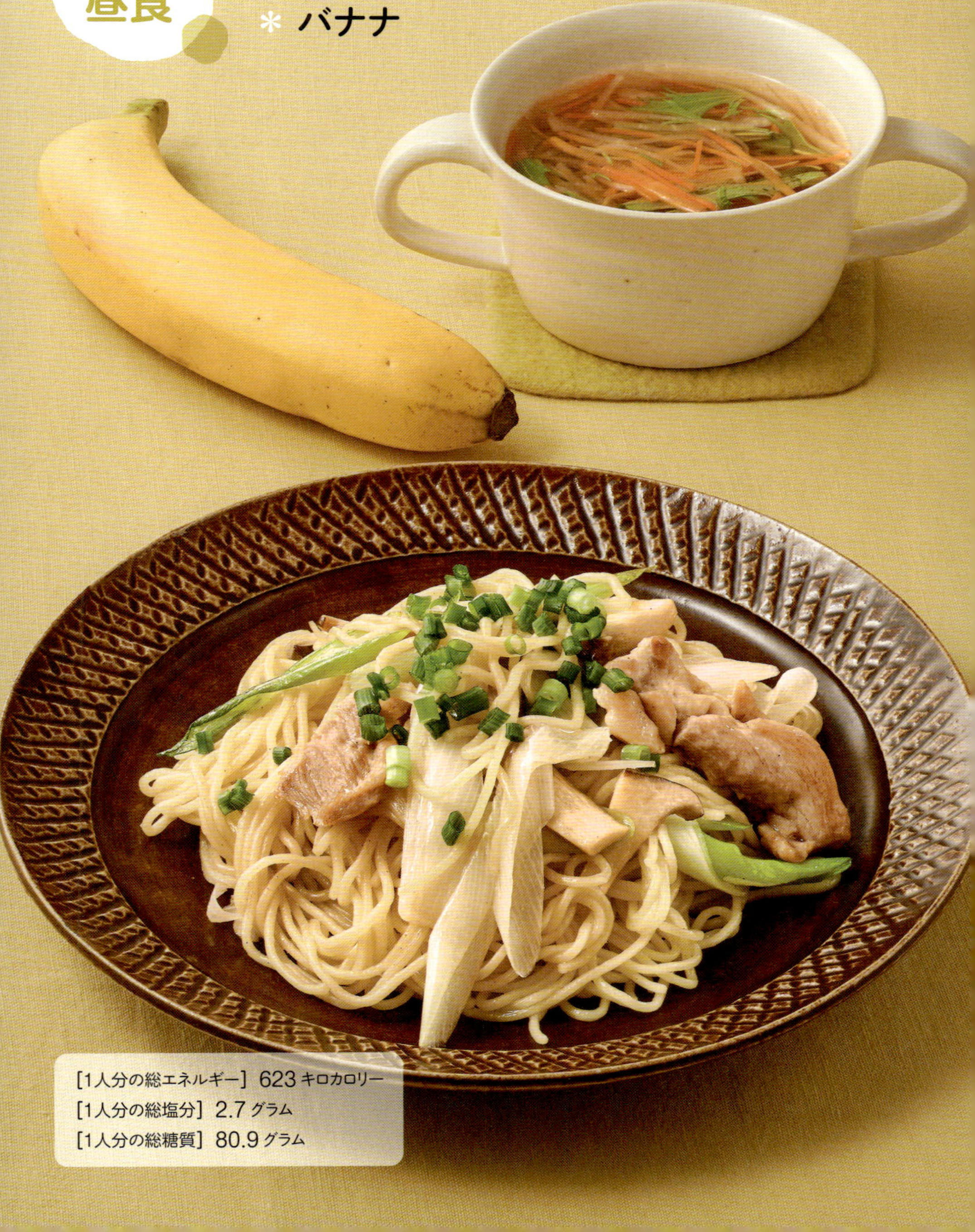

[1人分の総エネルギー] 623 キロカロリー
[1人分の総塩分] 2.7 グラム
[1人分の総糖質] 80.9 グラム

タラのアクアパッツァ

［1人分のエネルギー］159 キロカロリー
［1人分の塩分］1.5 グラム
［1人分の糖質］5.4 グラム

◉ 材料（2人分）

生《なま》タラ……2切れ
塩……小さじ 1/6
アサリ（砂抜きずみ）……殻付き 150 グラム
ミニトマト……10 個
ニンニク……1片
オリーブ油……小さじ2
白ワイン……大さじ2
パセリ……少々

◉ 作り方

❶タラは半分に切り、半量の塩を振って 10 分ほど置き、水けをふく。アサリは殻をこすり合わせながら、流水で洗う。ミニトマトはへたを取り、ニンニクは包丁の背でつぶす。
❷フライパンに①のニンニクとオリーブ油を弱火に熱し、香りが出てきたらニンニクを取り出す。
❸中火にし、①のタラを両面とも焼く。
❹①のアサリとミニトマト、白ワインを加え、ふたをのせる。アサリの口が開いたら火を止め、残りの塩を振る。
❺器に盛り、お好みでみじん切りにしたパセリを散らす。

ホウレンソウとクルミのサラダ

［1人分のエネルギー］112 キロカロリー
［1人分の塩分］0.5 グラム
［1人分の糖質］1.2 グラム

◉ 材料（2人分）

クルミ……20 グラム
サラダホウレンソウ……50 グラム
A［ オリーブ油……小さじ2
　 レモン汁……小さじ2
　 塩……小さじ 1/8
　 粗挽《あらび》きコショウ……少々

◉ 作り方

❶クルミは粗くきざみ、アルミホイルにのせて、オーブントースターで1～2分焼く。
❷サラダホウレンソウを4センチ長さに切り、器に盛る。
❸①をのせ、まぜた A をかける。

シメジのサッパリマリネ

［1人分のエネルギー］14 キロカロリー
［1人分の塩分］0.5 グラム
［1人分の糖質］1.4 グラム

◉ 材料（2人分）

シメジ……100 グラム
A［ 酢……大さじ1
　 薄口しょうゆ……小さじ1

◉ 作り方

❶シメジは石突きを取り、小房に分け、耐熱ボウルに入れる。
❷調理用ラップをかけ、600 ワットの電子レンジで1分から1分 20 秒ほど加熱する。
❸熱いうちに A を加えてまぜる。
❹ときどきまぜながら、15 分ほど漬ける。

発芽玄米《はつがげんまい》ごはん 1膳（150 グラム）／1人分

［1人分のエネルギー］251 キロカロリー
［1人分の塩分］0.0 グラム
［1人分の糖質］49.8 グラム

4日め
夕食

* タラのアクアパッツァ
* ホウレンソウとクルミのサラダ
* シメジのサッパリマリネ
* 発芽玄米ごはん

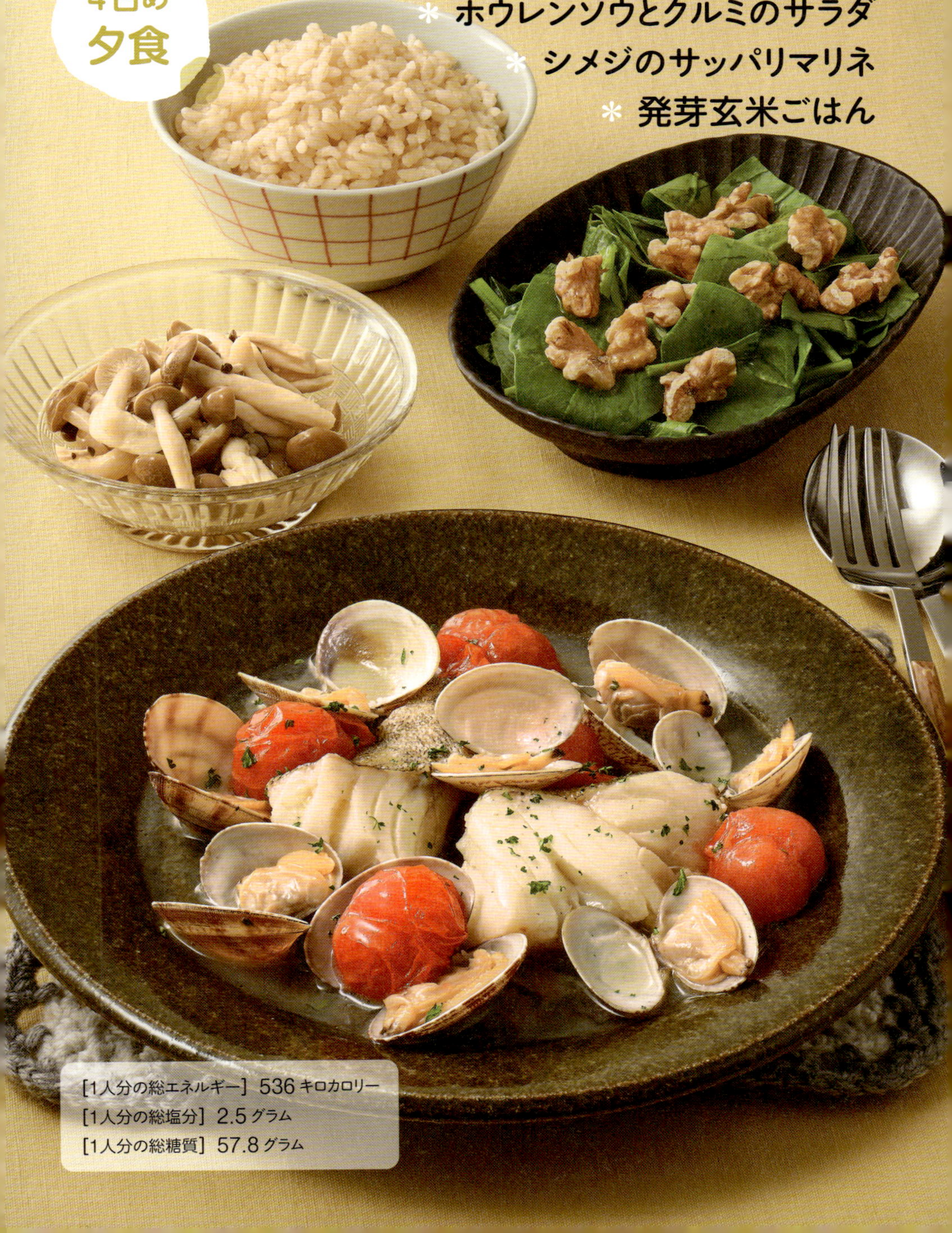

[1人分の総エネルギー] 536 キロカロリー
[1人分の総塩分] 2.5 グラム
[1人分の総糖質] 57.8 グラム

キムチ納豆のシラスのせ

［1人分のエネルギー］122 キロカロリー
［1人分の塩分］1.0 グラム
［1人分の糖質］4.3 グラム

◉ 材料（2人分）

納豆……100 グラム
ハクサイキムチ……60 グラム
シラス干し……15 グラム

◉ 作り方

❶器に納豆を盛り、キムチ、シラス干しの順にのせる。

カブの豆乳みそ汁

［1人分のエネルギー］54 キロカロリー
［1人分の塩分］1.2 グラム
［1人分の糖質］4.6 グラム

◉ 材料（2人分）

カブ……1個
カブの葉……40 グラム
だし汁……1カップ
無調整豆乳……1/2 カップ
みそ……大さじ1

◉ 作り方

❶カブはくし形に切り、カブの葉は3センチ長さに切る。
❷鍋にだし汁と①を入れて中火に熱し、野菜が軟らかくなったら豆乳を加える。
❸沸騰する直前で火を止め、みそを溶《と》きまぜる。

ホットショウガレモンヨーグルト

［1人分のエネルギー］95 キロカロリー
［1人分の塩分］0.1 グラム
［1人分の糖質］13.9 グラム

◉ 材料（2人分）

レモン……1/2 個
プレーンヨーグルト……200 グラム
ハチミツ……大さじ1
ジンジャーパウダー……少々

◉ 作り方

❶レモンはスクイーザーでしぼる。
❷耐熱カップに①、プレーンヨーグルト、ハチミツ、ジンジャーパウダーを入れ、まぜる。
❸調理用ラップをかけ、600 ワットの電子レンジで 1 分ほど加熱する。
❹器にそそぎ入れ、お好みでジンジャーパウダーをさらに振る。

ごはん 1膳（150 グラム）／1 人分

［1人分のエネルギー］252 キロカロリー
［1人分の塩分］0.0 グラム
［1人分の糖質］55.2 グラム

5日め 朝食

- キムチ納豆のシラスのせ
- カブの豆乳みそ汁
- ホットショウガレモンヨーグルト
- ごはん

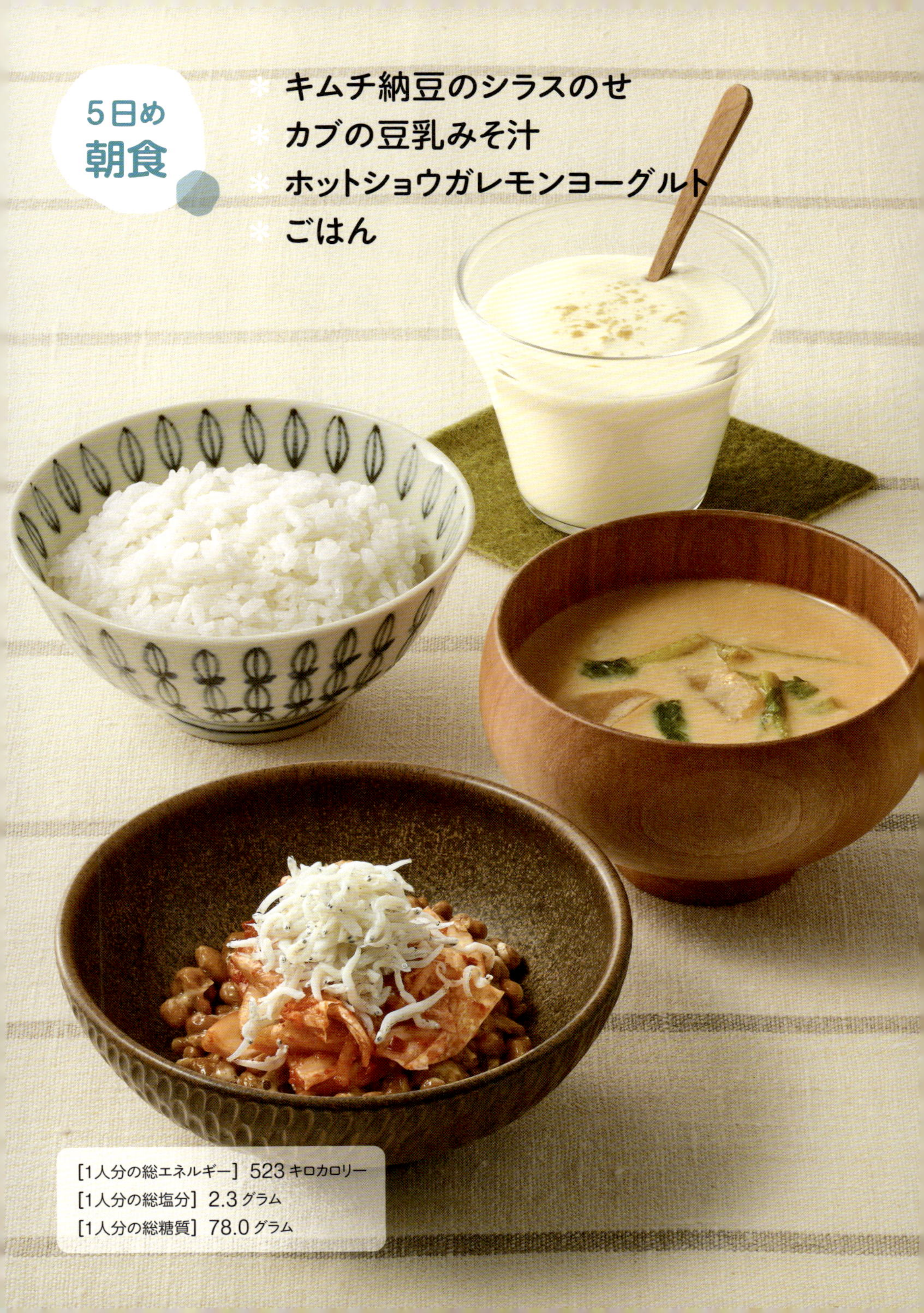

［1人分の総エネルギー］ 523キロカロリー
［1人分の総塩分］ 2.3グラム
［1人分の総糖質］ 78.0グラム

カリカリ油揚げのぶっかけうどん

［1人分のエネルギー］379 キロカロリー
［1人分の塩分］3.7 グラム
［1人分の糖質］49.5 グラム

◉ 材料（2人分）

油揚げ……1枚
ミズナ……30 グラム
ミョウガ……2個
ゆでうどん……2玉（400 グラム）
温泉卵……2個
めんつゆ（ストレート）……3/4 カップ

◉ 作り方

❶油揚げは熱湯をかけて油抜きし、オーブントースターでカリカリになるまで焼いて、1センチ幅に切る。ミズナは4センチ長さに切り、ミョウガは小口切りにする。
❷熱湯でうどんをゆで、冷水にさらして冷やし、しっかりと水けを切る。
❸器に②を盛り、①をのせる。
❹温泉卵を割り入れ、めんつゆをかける。

サツマイモのレモンバター煮

［1人分のエネルギー］154 キロカロリー
［1人分の塩分］0.1 グラム
［1人分の糖質］30.7 グラム

◉ 材料（2人分）

サツマイモ……160 グラム
水……1カップ
A［レモン汁……小さじ4
　 ハチミツ……小さじ2
バター……5グラム

◉ 作り方

❶サツマイモは1センチ厚さの輪切りにして、水に 10 分ほどさらし、水けを切る。
❷鍋に分量の水と①を入れて中火に熱し、煮立ったら A を加えてまぜる。
❸弱めの中火にしてふたをのせ、軟らかくなるまで煮る。
❹バターを加え、サッと煮る。

5日め
昼食

カリカリ油揚げのぶっかけうどん
サツマイモのレモンバター煮

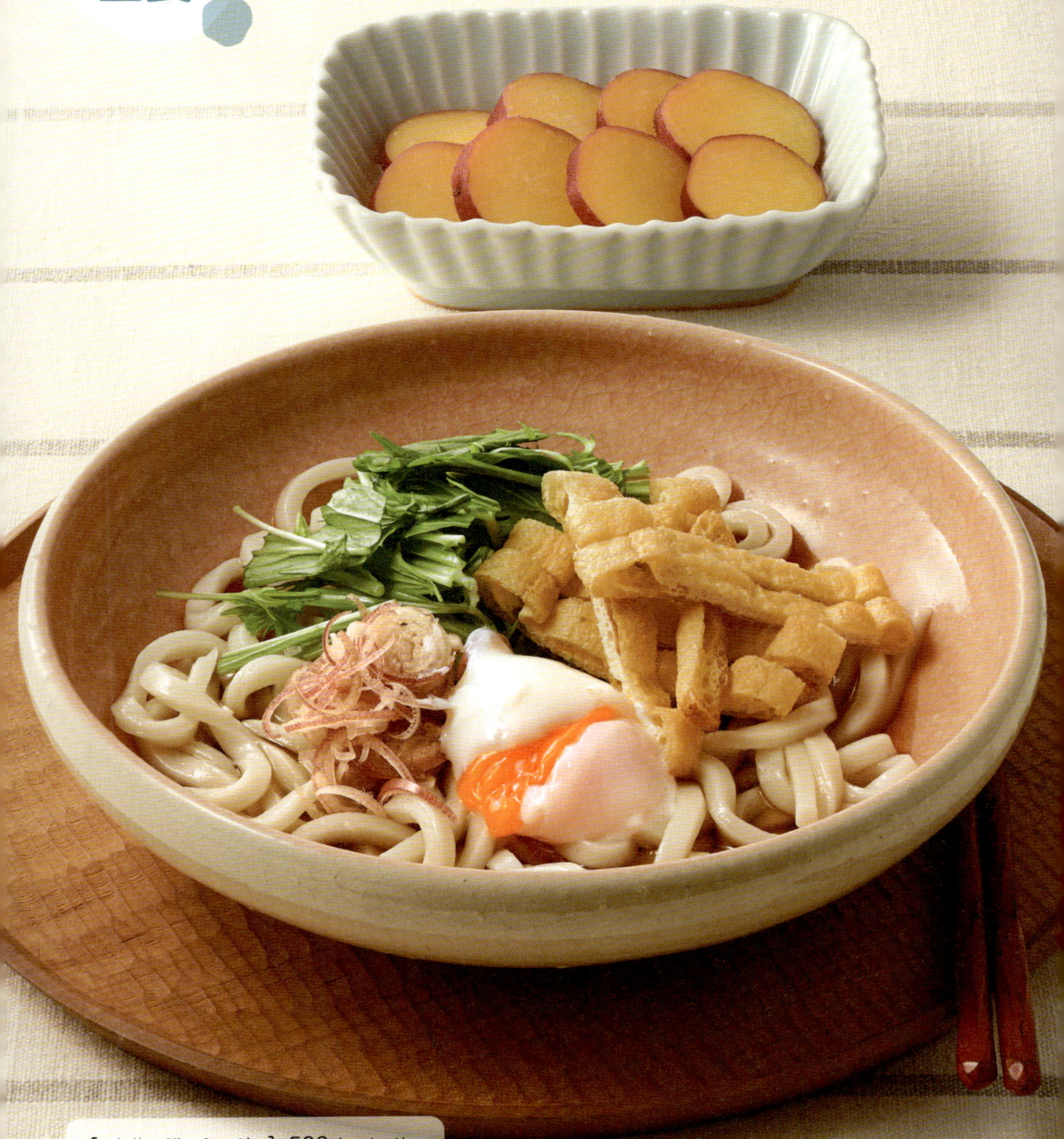

[1人分の総エネルギー] 533キロカロリー
[1人分の総塩分] 3.8グラム
[1人分の総糖質] 80.2グラム

牛肉とナスのみそ炒め

［1人分のエネルギー］321 キロカロリー
［1人分の塩分］1.2 グラム
［1人分の糖質］3.9 グラム

⦿ 材料（2人分）

牛もも薄切り肉……200 グラム
塩……小さじ 1/8
ナス……2本
A［ 酒……大さじ1
　 みそ……小さじ2
ゴマ油……小さじ4
白煎《い》りゴマ……小さじ 1/2

⦿ 作り方

❶牛肉はひとくち大に切り、塩を振る。 ナスはへたを取り、乱切りにする。
❷ A をまぜ合わせる。
❸フライパンにゴマ油を熱し、①を炒める。 肉に火が通ったら、②を加えて炒め合わせる。
❹器に③を盛り、ゴマを振る。

オレンジとセロリのサラダ

［1人分のエネルギー］40 キロカロリー
［1人分の塩分］0.4 グラム
［1人分の糖質］6.9 グラム

⦿ 材料（2人分）

セロリ……1/3 本
塩……小さじ 1/8
オレンジ……1個
A［ レモン汁……小さじ 1/2
　 オリーブ油……小さじ 1/2

⦿ 作り方

❶セロリは斜め切りにし、塩を振って 10 分ほど置き、水けをしぼる。 オレンジは皮をむき、1房ずつ果肉を取り出す。
❷ボウルに A を入れてまぜ、①を加えて軽く和《あ》える。

オクラのメカブ和え

［1人分のエネルギー］10 キロカロリー
［1人分の塩分］0.4 グラム
［1人分の糖質］0.6 グラム

⦿ 材料（2人分）

オクラ……4本
A［ メカブ（味つけなし）……50 グラム
　 ぽん酢しょうゆ……大さじ 1/2
カツオブシ……1グラム

⦿ 作り方

❶オクラはがくをむき、塩少々（分量外）を振って表面のうぶ毛をこすり落とし、水で洗う。
❷熱湯でゆで、斜めに薄切りにする。
❸ボウルに②と A を入れ、和える。
❹器に盛り、カツオブシをのせる。

発芽玄米《はつがげんまい》ごはん 1膳（150 グラム）／1人分

［1人分のエネルギー］251 キロカロリー
［1人分の塩分］0.0 グラム
［1人分の糖質］49.8 グラム

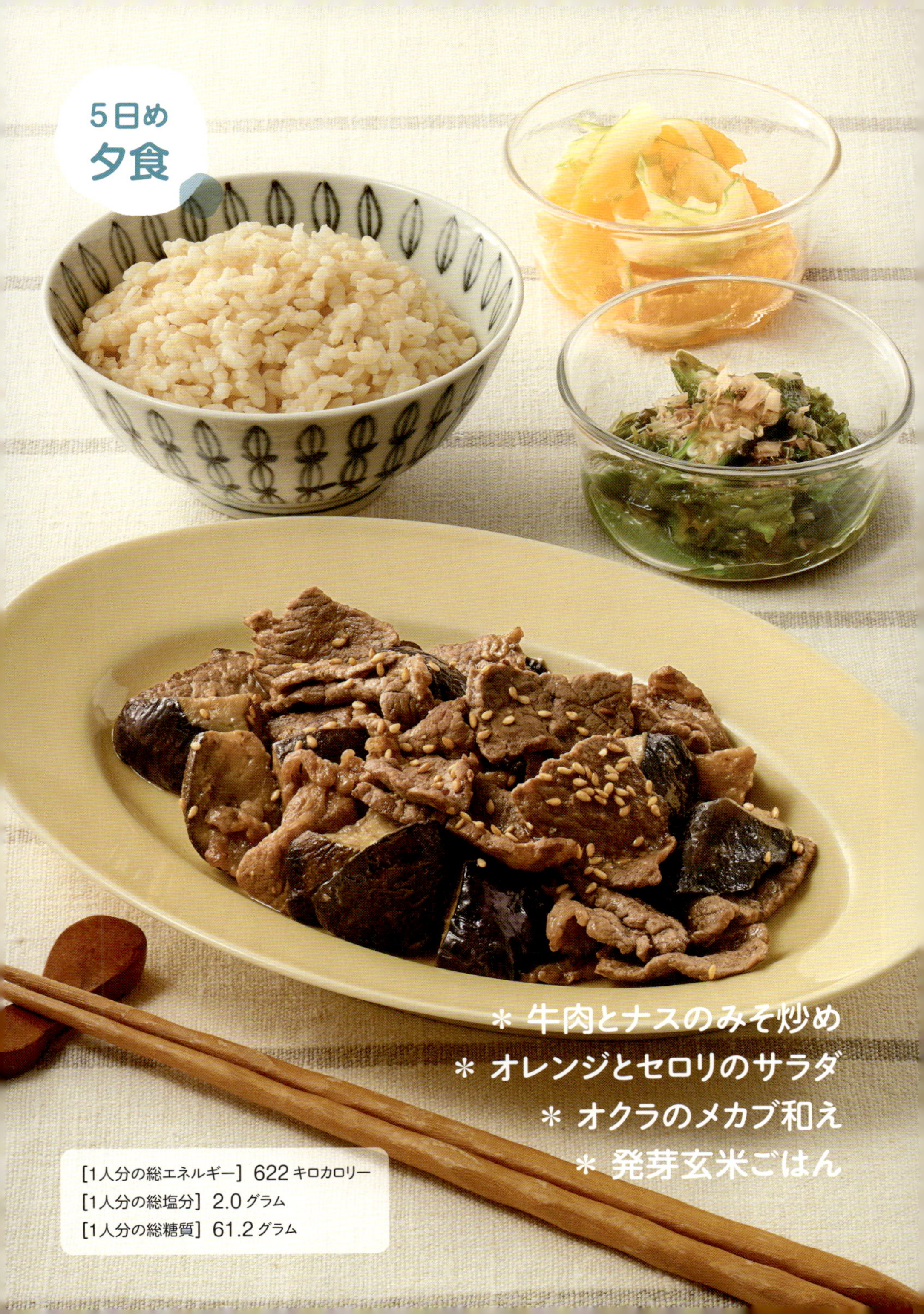

5日め
夕食

＊ 牛肉とナスのみそ炒め
＊ オレンジとセロリのサラダ
＊ オクラのメカブ和え
＊ 発芽玄米ごはん

[1人分の総エネルギー] 622 キロカロリー
[1人分の総塩分] 2.0 グラム
[1人分の総糖質] 61.2 グラム

午後2時ごろにピークに達し、その後、徐々に下降していく体温と副腎《ふくじん》皮《ひ》質《しつ》ホルモンの分泌《ぶんぴつ》に対して、夕方に向けてもう一度スイッチを入れるには、ハチミツレモン水が最適です。ビタミンやミネラルが豊富なハチミツとレモンをたっぷり含んだハチミツレモン水を、午後3時ごろに、コップ1杯（約200ミリリットル）を目安に飲むことをおすすめします。

おやつに最適！
ハチミツレモン水の作り方

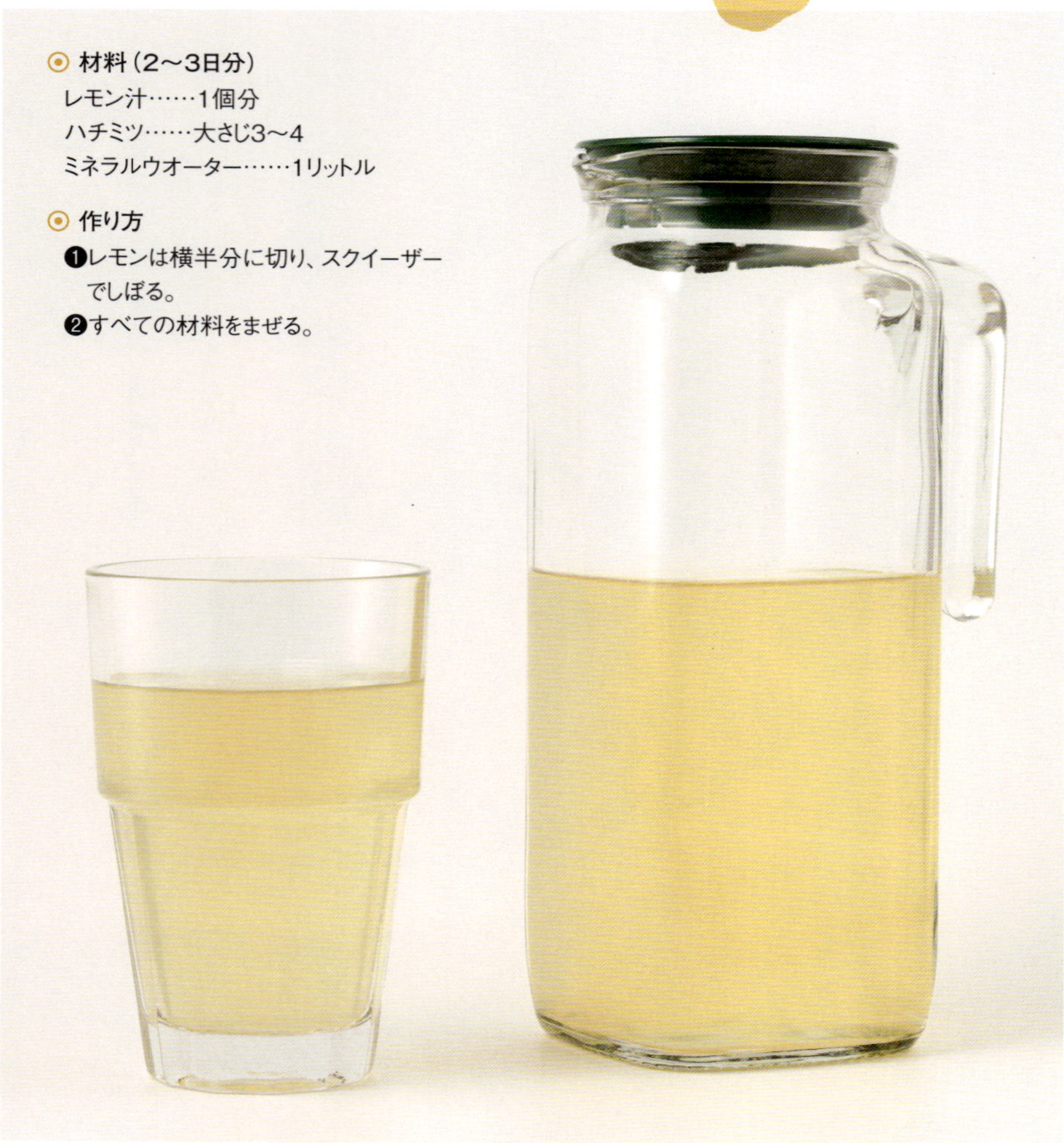

◎ 材料（2〜3日分）

レモン汁……1個分
ハチミツ……大さじ3〜4
ミネラルウオーター……1リットル

◎ 作り方

❶レモンは横半分に切り、スクイーザーでしぼる。
❷すべての材料をまぜる。

第3章

フワフワめまいに効果的な
日常生活の工夫

日常生活の工夫が食事の効果をより高める

前章で紹介した食事の効果をより高めるには、日常生活でのちょっとした工夫が効果を発揮します。

第1章で、フワフワめまい（慢性浮動性《まんせいふどうせい》めまい）は自律神経《じりつしんけい》（意思とは無関係に内臓や血管の働きを支配している神経）の調節障害が原因であり、自律神経のうち、緊張時に優位となる交感《こうかん》神経《しんけい》と、リラックス時に優位となる副交感神経《ふくこうかんしんけい》のバランスを整えるキーワードとして、「体温」「食事」「睡眠」の三つをあげました。そして、このうち、第1章では体温について、第2章では食事についてくわしく解説をしました。

本章では、最後のキーワードである睡眠を中心に、日常生活で実行できる工夫を紹介します。

毎朝同じ時間に起きて朝日を浴びる

睡眠と自律神経は深い関係があり、フワフワめまいの発症にも大きくかかわっています。その

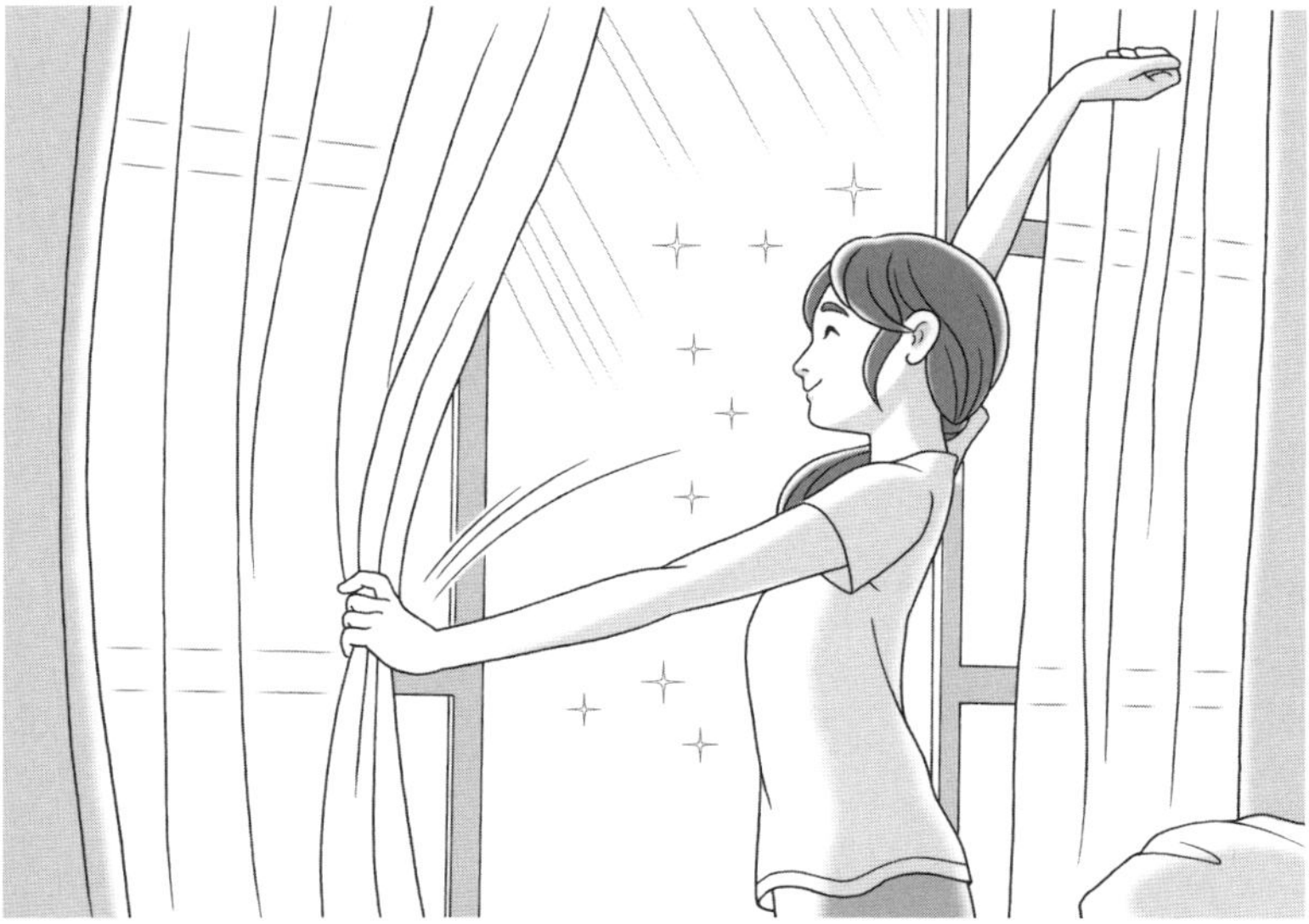

朝日を浴びることで睡眠のリズムが整う

ため、当院では、フワフワめまいの患者さんに対し、睡眠の指導を行っています。

良質な睡眠は自律神経のバランスを整え、ひいてはフワフワめまいを改善させます。それでは、良質な睡眠を得るには、どのようなことをすればよいのでしょうか。

まず、何よりも必要なのは、毎朝一定の時間に起きることです。これにより、睡眠のリズムを一定化させるのです。毎晩寝る前に必ず目覚まし時計をセットして、同じ時間に起きるようにしましょう。起床時間が3分ずれても、睡眠のリズムは一定しません。

目が覚めたら、カーテンを開けて、朝

日を浴びましょう。これは、メラトニンの分泌《ぶんぴつ》を抑えるためです。メラトニンとは、脳の松果《しょうか》体《たい》から分泌されるホルモンで、覚醒《かくせい》と睡眠を切り替えて、自然な眠りを誘う作用があるため、「睡眠ホルモン」とも呼ばれています。

ちなみに、メラトニンと対《つい》で語られることの多いホルモンにオレキシンがあります。オレキシンは脳の視床下部《ししょうかぶ》で作用し、覚醒状態を保つ働きがあります。メラトニンとオレキシンは、一方が多く分泌されると、もう一方の分泌がへるようになっており、このリズムが狂うと、睡眠障害を引き起こします。

メラトニンは起床してから14～16時間後に徐々に分泌され、分泌のピークを迎えると眠けを覚えるようになります。そして、このメラトニンは光の影響を受けやすいため、朝起きて日光を浴びることで、分泌をコントロールすることができるのです。

一日7時間の睡眠時間から逆算して就寝時刻を決定

朝起きる時間が決まったら、逆算して、何時ごろに眠ればよいのでしょうか。

一般的に、一日に6時間の睡眠時間があればじゅうぶんといわれています。しかし、それは深い睡眠が得られている場合です。なんらかの睡眠障害がある場合は、プラス1時間で7時間は欲しいところです。逆に、それ以上の睡眠は過睡眠となって、倦怠感《けんたいかん》や集中力不足など、さまざまな弊害をもたらします。

寝る時間も一定にするのが理想ですが、仕事の関係などで、現実的にはむずかしいでしょう。フワフワめまいに悩んでいる人は、治療のための合宿に来たと思って、期間を2週間に限定し、就寝、起床、そして、三食をとる時間を一定させてはいかがでしょうか。期間を限定させれば、つらさも半減できるでしょう。

就寝と起床の時間を一定させて、一日7時間の睡眠時間を確保しても、熟睡感が得られない、また、朝起きたときに頭痛がしたり、フラフラしたりするという人は、イビキがひどかったり、睡眠時無呼吸症候群《すいみんじむこきゅうしょうこうぐん》を起こしていたりする可能性があります。

イビキをかくのは、気道《きどう》の狭くなることが原因です。軟口蓋《なんこうがい》（上あごの粘膜《ねんまく》の奥のほうにある軟らかい部分）が長い人や、舌が大きい人は、あおむけになって寝ると、重力によって軟口蓋や舌根《ぜっこん》（舌のつけ根）が落ちて、気道が狭くなり、イビキをかくのです。また、肥満の人も、脂肪《しぼう》が重力で下がって、気道が狭くなりがちです。

ひどいイビキが習慣化して、のど周辺の筋肉の緊張が低下すると、やがて睡眠時無呼吸症候群を起こすようになります。イビキにしても、睡眠時無呼吸症候群にしても、酸素濃度が低下するため、二酸化炭素がたまって血管が拡張し、朝起きたときに頭痛がします。この状態が続くと、起きたときにフラフラするようになります。

イビキをかいているのか、無呼吸を起こしているのかは、自分ではわかりません。前述したような症状のある人は、家族などにチェックしてもらい、イビキや無呼吸が確認されたら、医療機関を受診してください。まずは、就寝時に装置を装着して一晩の睡眠中の呼吸・心拍や酸素飽和度を測定する「簡易ポリソムノグラフィー検査（ＰＳＧ）」を自宅で行うとよいでしょう。睡眠時無呼吸症候群が重症であっても、一定圧を加えた空気を鼻から送り込むことによって、上気道の閉塞《へいそく》を解消し、睡眠中の気道を確保するＣＰＡＰ《シーパップ》療法など、適切な治療によって改善する可能性があります。

カフェインとアルコールの摂取に注意する

良質な睡眠を得るための方法の最後に、食事についてふれておきましょう。

睡眠の最も妨《さまた》げになる成分といえばカフェインです。コーヒー1杯に含まれるカフェインの

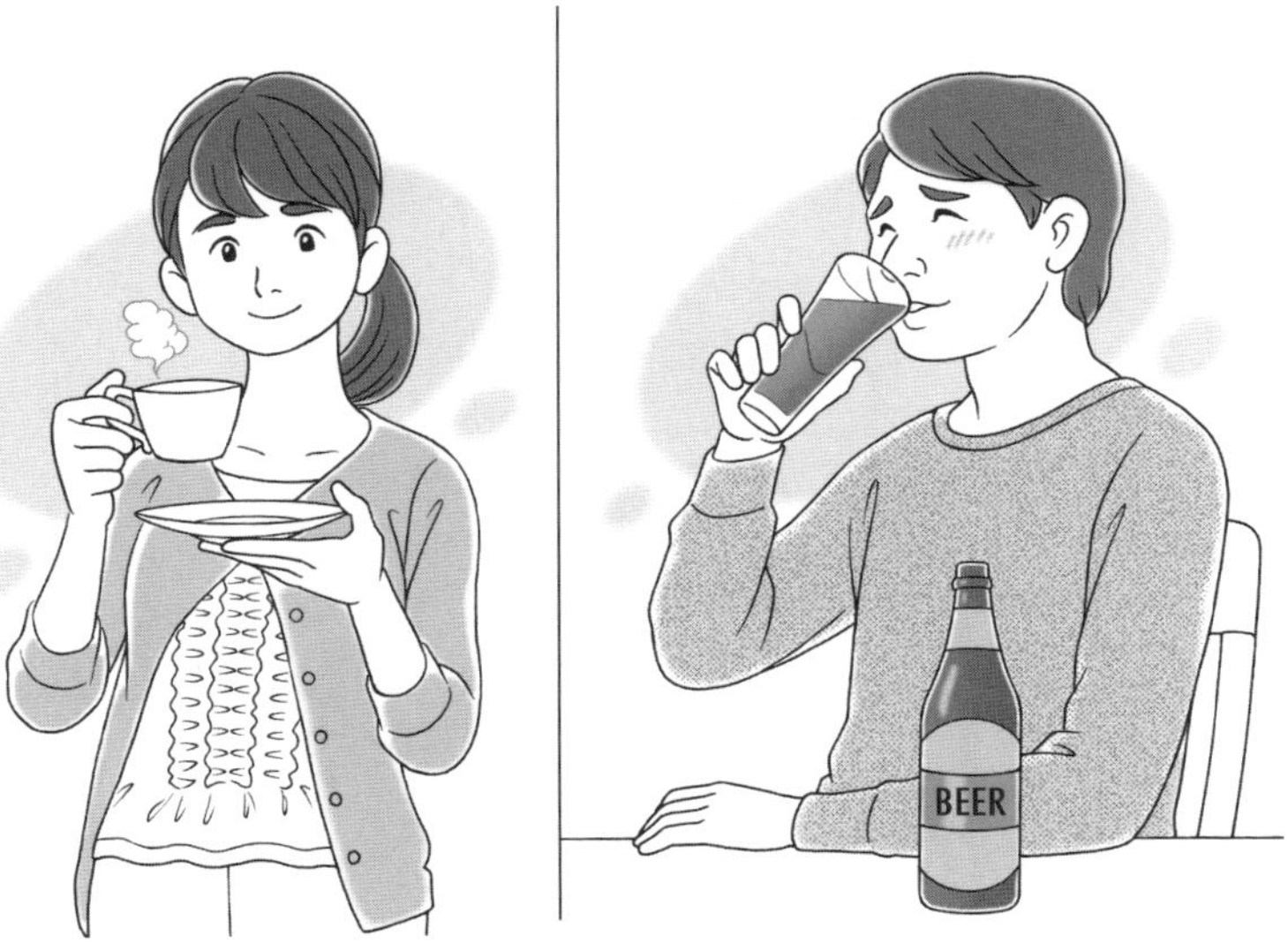

コーヒーやお酒は飲む時間帯と量に注意が必要

半減期（体内で半分になる時間）は5〜7時間で、完全に代謝《たいしゃ》（物質の変化や入れ替わり）されるのには約10時間かかります。カフェインは依存性が強く、常習すると、体が疲れているのに眠れないという状態に陥《おちい》ります。コーヒーをはじめ、緑茶、紅茶など、カフェインを多く含む飲み物は、できる限りさけ、どうしても飲みたいときは午前中に限定しましょう。

また、眠りにつきやすくなるからといって、寝酒をする人がいますが、これはまったくの逆効果です。確かに、お酒を飲んでしばらくすると、アルコールの血中濃度が高くなり、鎮静《ちんせい》作用が働いて一時的に眠くなります。しかし、その数時間後にはアルコールが分解され、アセトアルデヒドになるときに覚醒作用をもたらすため、眠りが浅くなってしまうのです。さらに、しだいにアルコールに耐性ができ、いつもと同じ量のお酒では眠れなくなり、眠るために飲酒量がふえていくという悪循環に陥りかねません。

とはいえ、あれもだめ、これもだめとなっては、ストレスがたまってしまいます。寝る3時間前までに、ビールなら中びん1本、日本酒なら1合くらいを飲むのは許容としましょう。抗酸化《こうさんか》作用《さよう》（ふえすぎるとさまざまな弊害をもたらす活性酸素《かっせいさんそ》を抑える働き）のあるポリフェノールが豊富な赤ワインをグラス1杯なら、なお可です。

なお、前述したメラトニンの原料となるのは、トリプトファンという必須《ひっす》アミノ酸（体内では合成されず、食品から補給しなければならないアミノ酸）です。トリプトファンは肉、豆、魚などのたんぱく質に豊富に含まれます。また、第2章でふれたように、ギャバ（γ《ガンマ》−アミノ酪酸《らくさん》）の豊富な発芽玄米《はつがげんまい》、ジャガイモ、チョコレートなどもおすすめです。

四股踏みで平衡感覚を鍛える

フワフワめまいを改善させるには、運動も効果的です。そのなかでも、私が長年、患者さんにすすめているのが、四股《しこ》踏みです。

四股踏みとは、力士が土俵に上がったあとにくり返す、土を踏み固める動作です。足で土を踏むことで邪気《じゃき》を払い、土俵を清める意味があるといわれていますが、股関節《こかんせつ》を柔軟にする効果があるため、力士のけいこにもとり入れられています。この動作が、なぜフワフワめまいに効果を表すのでしょうか。

第1章でも述べたように、めまいは、耳や目や足や自律神経から前庭小脳《ぜんていしょうのう》に送られる情報にズレが生じたときに、平衡《へいこう》感覚が乱れて起こります。この平衡感覚を鍛《きた》えるのに、四股踏みはうってつけなのです。

実際にやってみるとわかりますが、足を開いて腰を落とした姿勢から、片方の足を大きく上げて下ろす四股踏みは、かなりのバランス感覚を要します。習慣づけて行えば、平衡感覚が鍛えられるのは間違いありません。

四股踏みは、以下のように行います。

四股踏みのやり方

❶ 背すじを伸ばし、足を大きく開いて腰を落とし、手をひざに添える

❷ 片方の足を軸にして、もう片方の足をできるだけ高く、ゆっくりと上げる。このとき、軸足も上げた足も真っすぐ伸ばす

❸ ゆっくりと足を下ろし、①に戻る

❹ 足を替えて同様に行う

①〜④を朝に10回、夜に20回を目安にして、毎日行いましょう。単純な動きですが、やっているうちに汗ばんでくるほどの運動量を実感できるはずです。

なお、上げた足が一直線になるのが本格的な四股踏みのやり方ですが、一般のかたの場合は、自分のできる範囲で足を伸ばせばけっこうです。

四股踏みのやり方

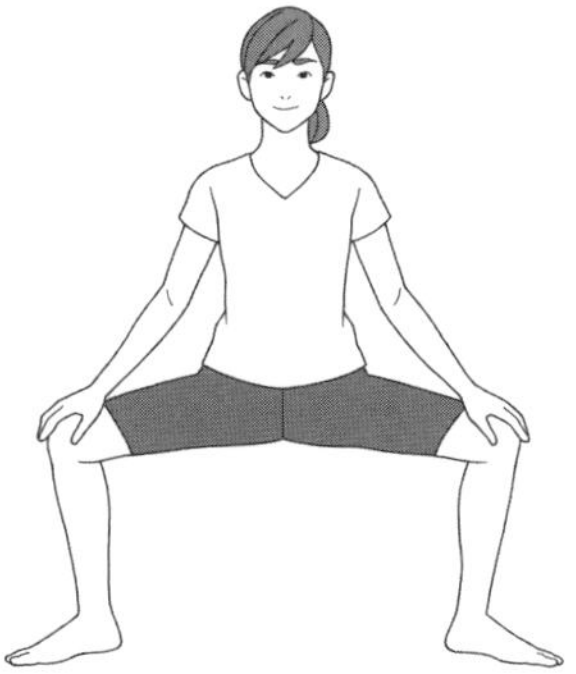

❶背すじを伸ばし、足を大きく開いて腰を落とし、手をひざに添える

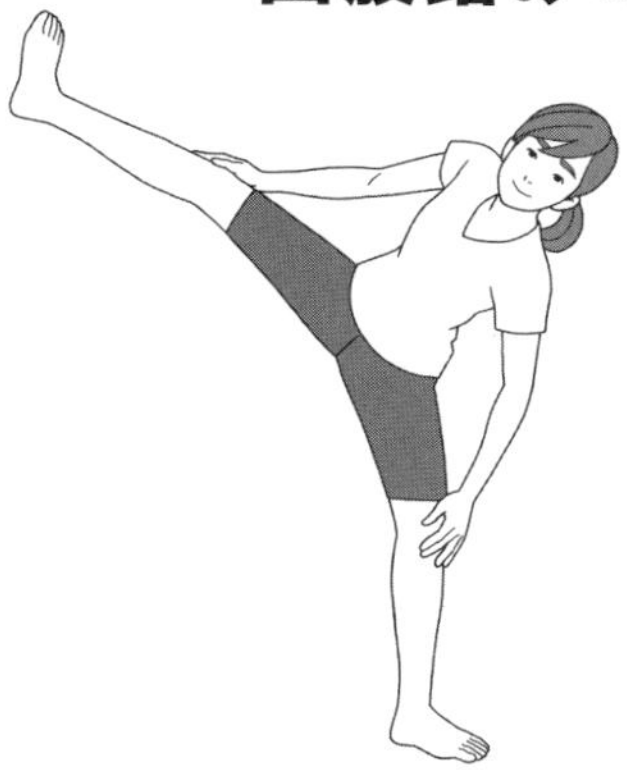

❷片方の足を軸にして、もう片方の足をできるだけ高くゆっくりと上げる。このとき、軸足も上げた足も真っすぐ伸ばす

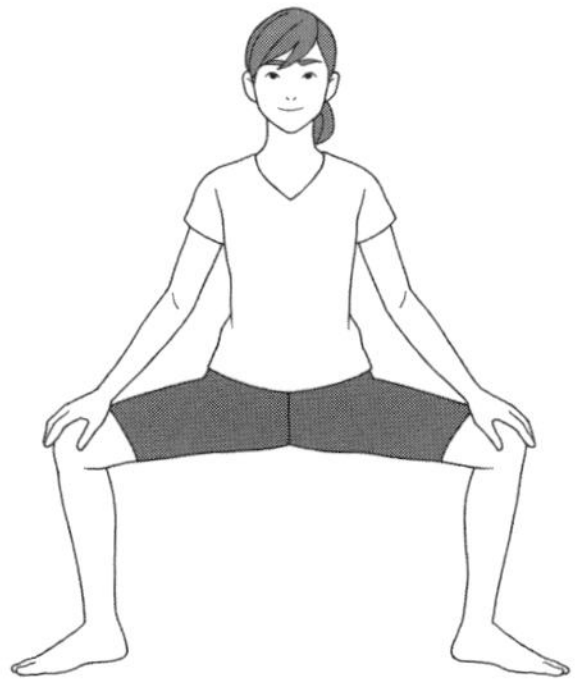

❸ゆっくりと足を下ろし、①に戻る

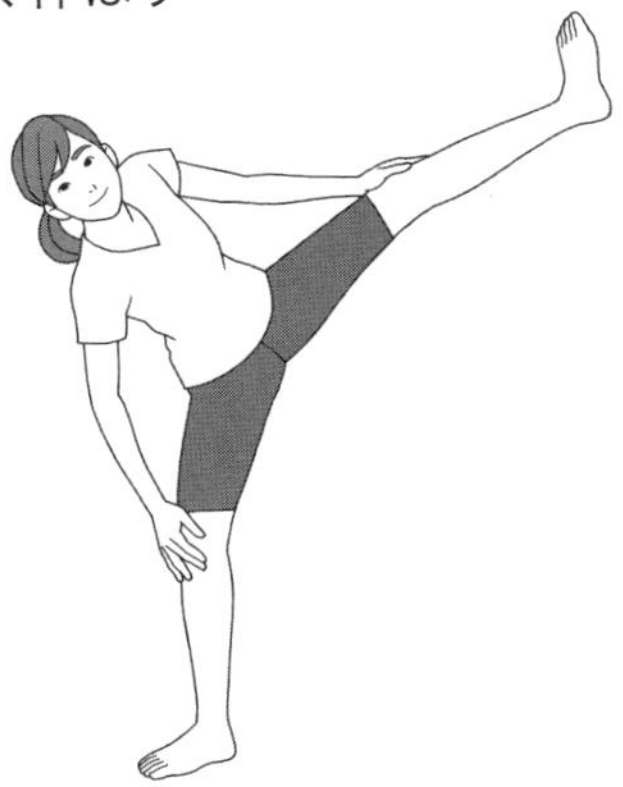

❹足を替えて同様に行う

※①〜④を朝に 10 回、夜に 20 回を目安にして、毎日行う。

臨床の現場で高い成果をあげている「めまい体操」

当院では、四股踏みに加えて、フワフワめまい専用の運動「めまい体操」を考案し、患者さんに指導をしています。

めまい体操は、青竹踏みの理論を応用し、足の裏をあえて不安定な状態にして体を動かして、バランス感覚を養うための運動です。また、第1章でもふれたように、頸椎《けいつい》（背骨の首の部分）の異常もフワフワめまいの原因になることから（くわしくは19ページを参照）、頸椎を中心に脊《せき》椎《つい》（背骨）のゆがみを正す動きもとり入れています。院内の非常勤スタッフで、脊椎の専門家である柔道整復師の鎌形《かまがた》哲人《あきひと》先生とともに考案しました。

めまい体操は、以下の五つのパートで構成されています。

❶タオル踏み体操
❷背骨体操レベル1
❸背骨体操レベル2

❹背骨体操レベル3
❺タオル体操

それぞれの体操のやり方と効果のメカニズムについて説明しましょう。

タオル踏み体操のやり方

❶タオルに二つの結びめを作り、床に横向きに置く
❷結びめに足の裏が当たるように、1分間、もしくは左右50回ずつ足踏みをする

足の裏には、メカレノセレプターという全身のバランスを保つための感覚受容器が多数存在します。不安定な状態から足の裏を刺激することで、バランス感覚を養うことができます。ころびそうになる人は、イスに座った状態で行うことから始め、慣れてきたら立って行ってください。靴下ははいていても脱いでもかまいませんが、裸足のほうが転倒率の低いというデータがあります。

タオル踏み体操のやり方

❶タオルに二つの結びめを作り、床に横向きに置く

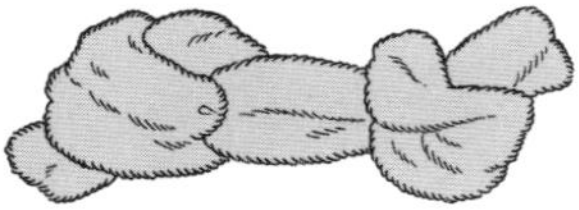

❷結びめに足の裏が当たるように、1分間、もしくは左右50回ずつ足踏みをする

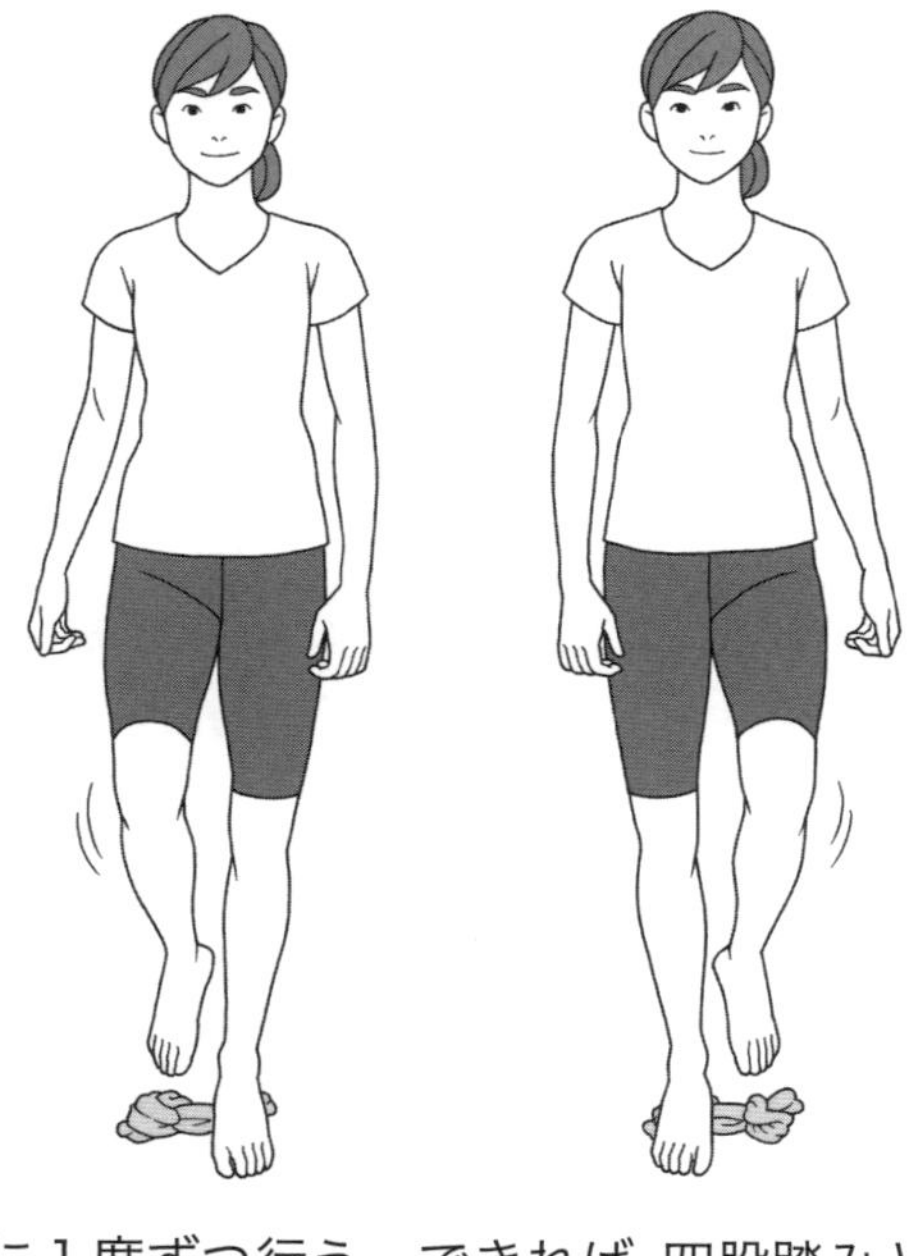

※一日のうち朝と夜に1度ずつ行う。できれば、四股踏みとセットにして、朝は白湯を飲む前に、夜は寝る1～2時間前に行うのがおすすめ

※ころびそうになる人は、イスに座った状態で行うことから始め、慣れてきたら立って行う。靴下ははいていても脱いでもかまわないが、裸足のほうが転倒率の低いというデータがある

背骨体操レベル1のやり方

❶四つばいになり、背骨をしっかり動かして右後方を見る
❷同様に左後方を見て、①と交互に10回くり返す。めまいがしたら休憩し、慣れてきたら素早く行う
❸背骨を前後に動かしながら、首を上下に大きく動かす。首、胸、腰をしっかり動かすことを意識しながら10回くり返す。痛みがあるときは無理をしないこと

背骨体操レベル2のやり方

❶イスに座って足を肩幅に開き、一点の目標物を見つめながら上体をできるだけ右に傾ける
❷同様に左に傾けて、①と交互に10回くり返す。イスから落ちないように注意し、痛みがあるときは無理をしないこと
❸上体をできるだけ右にひねる
❹同様に左にひねり、③と交互に10回くり返す。慣れてきたら、イスの背もたれをつかんで、素

背骨体操レベル1のやり方

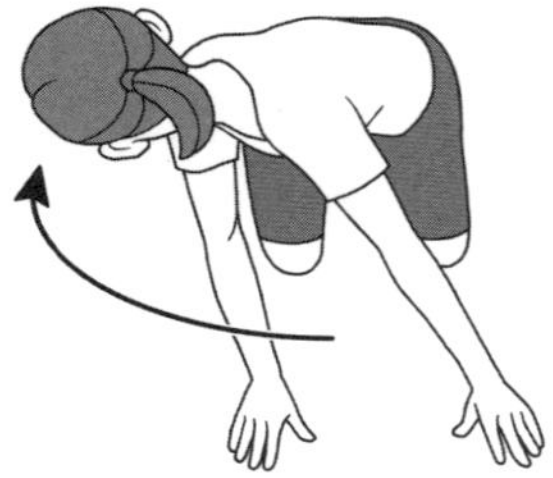

❶四つばいになり、背骨をしっかり動かして右後方を見る

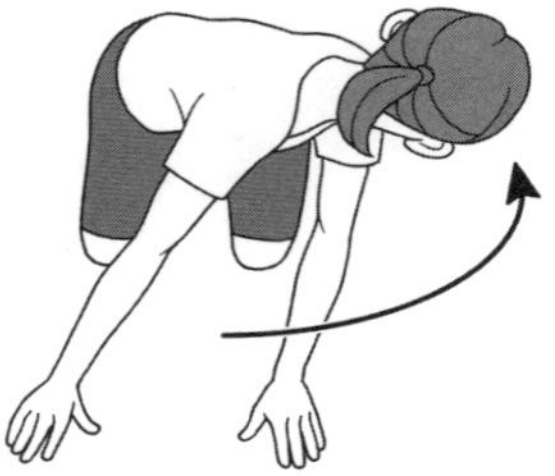

❷同様に左後方を見て、①と交互に10回くり返す。めまいがしたら休憩し、慣れてきたら素早く行う

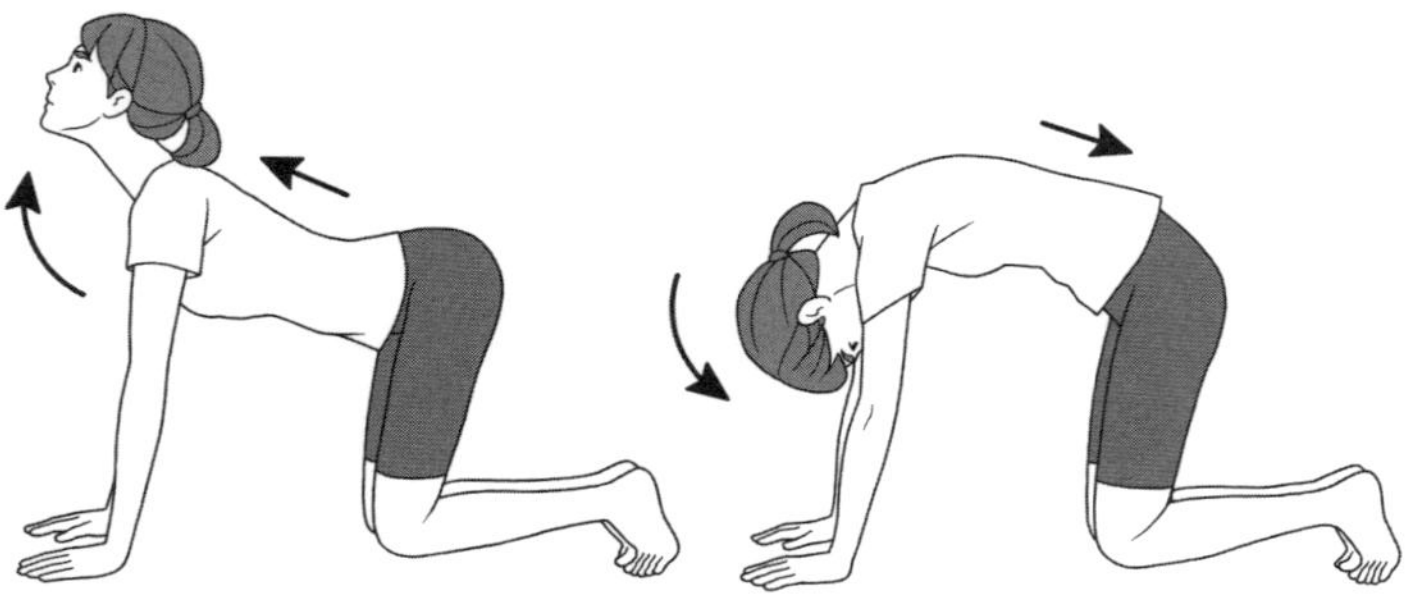

❸背骨を前後に動かしながら、首を上下に大きく動かす。首、胸、腰をしっかり動かすことを意識しながら10回くり返す。痛みがあるときは無理をしないこと

※一日のうち朝と夜に1度ずつ行う。できれば、四股踏みとセットにして、朝は白湯を飲む前に、夜は寝る1～2時間前に行うのがおすすめ

背骨体操レベル2のやり方

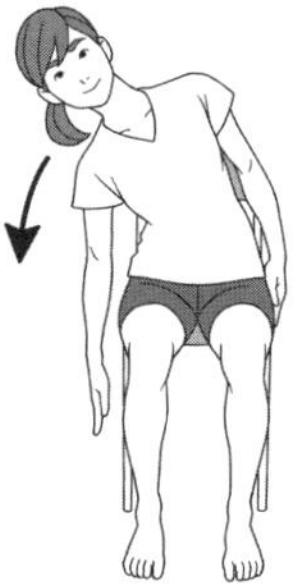

❶イスに座って足を肩幅に開き、一点の目標物を見つめながら上体をできるだけ右に傾ける

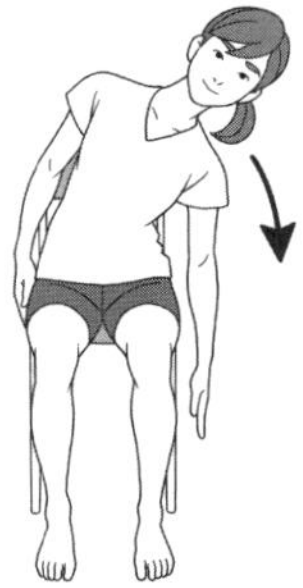

❷同様に左に傾けて、①と交互に10回くり返す。イスから落ちないように注意し、痛みがあるときは無理をしないこと

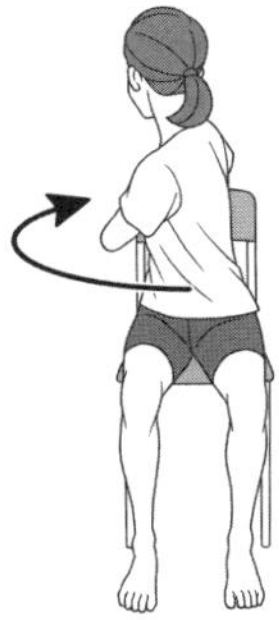

❸上体をできるだけ右にひねる

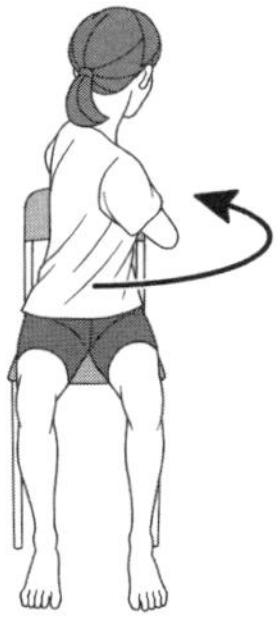

❹同様に左にひねり、③と交互に10回くり返す。慣れてきたら、イスの背もたれをつかんで、素早く行う

※一日のうち朝と夜に1度ずつ行う。できれば、四股踏みとセットにして、朝は白湯を飲む前に、夜は寝る1〜2時間前に行うのがおすすめ

早く行う

背骨体操レベル3のやり方

❶足を肩幅に開いて立ち、一点の目標物を見つめながら上体をできるだけ右に傾ける
❷同様に左に傾け、①と交互に10回くり返す。転倒しないように注意し、めまいや痛みがあるときは無理をしない
❸上体をできるだけ右にひねる
❹同様に左にひねり、③と交互に10回くり返す。慣れてきたら素早く行う

背骨体操レベル1〜3は、いずれも腰、胸、首の動きをよくすることを目的としています。頸椎の可動域《かどういき》が狭い人は、胸椎《きょうつい》（背骨の胸の部分）や腰椎《ようつい》（背骨の腰の部分）の可動域も狭くなっているため、この3箇所を連動させた運動を行います。これにより、背骨全体の可動域を広げるとともに、深層筋《しんそうきん》（体の深部にある筋肉）に刺激を与え、背骨周辺の筋力、柔軟性、血流を改善させることができるのです。また、一点を見つめながら体を動かすことは、目と脳をつないでい

背骨体操レベル3のやり方

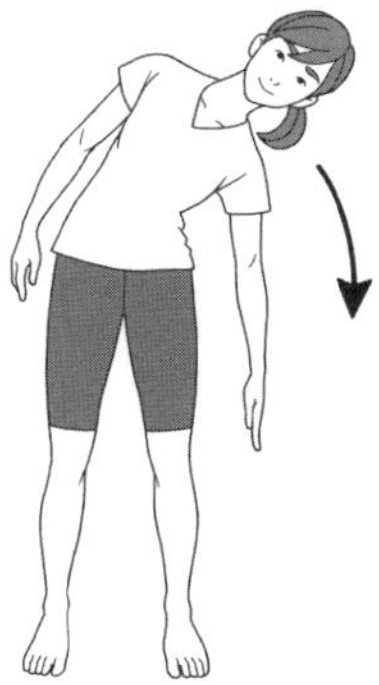

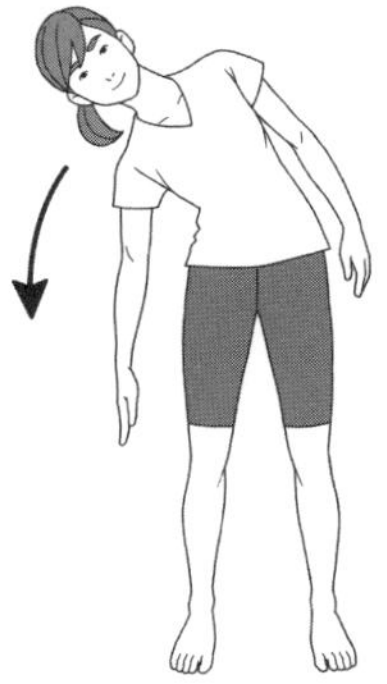

❷同様に左に傾け、①と交互に10回くり返す。転倒しないように注意し、めまいや痛みがあるときは無理をしない

❶足を肩幅開いて立ち、一点の目標物を見つめながら上体をできるだけ右に傾ける

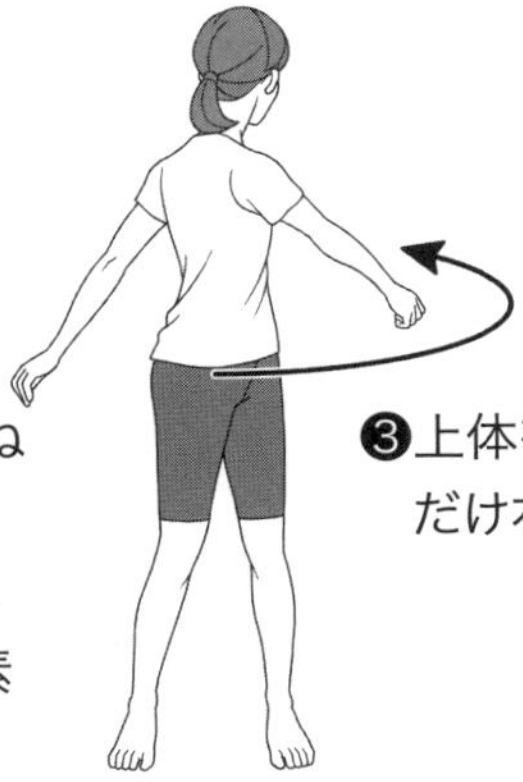

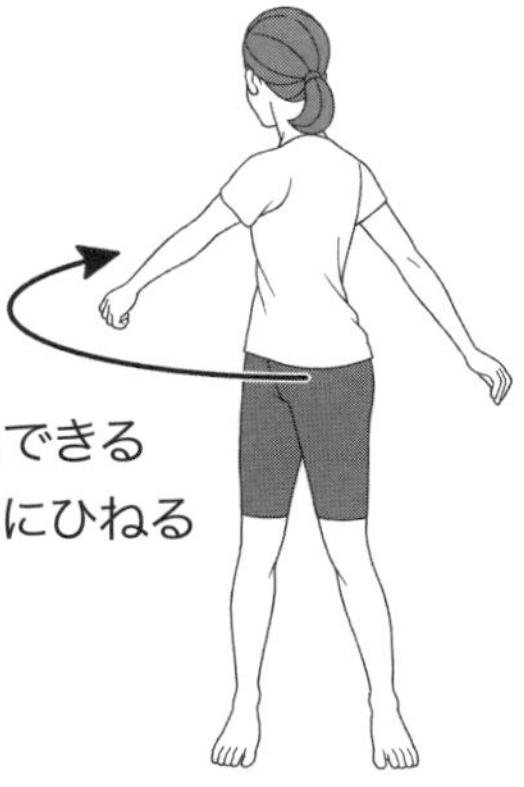

❹同様に左にひねり、③と交互に10回くり返す。慣れてきたら素早く行う

❸上体をできるだけ右にひねる

※一日のうち朝と夜に1度ずつ行う。できれば、四股踏みとセットにして、朝は白湯を飲む前に、夜は寝る1～2時間前に行うのがおすすめ

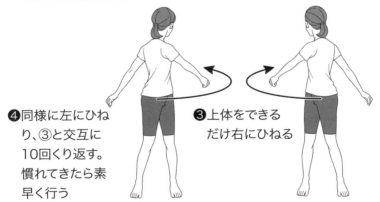

る回路のトレーニングにもなります。

タオル体操のやり方

❶イスに座ってタオルの左右の端を左右の手で持ち、タオルの中央を首の後ろに当てて、軽く前に引っぱる

❷タオルが当たっている部分を支点にして上を向き、元に戻すことを10回くり返す。このとき、背中が丸まらないように注意すること

タオル体操は、首の動きをよくすることで、とくにフワフワめまいに関連性の高い首の柔軟性と血流を改善させます。

以上のめまい体操を一日のうち朝と夜に1度ずつ行いましょう。できれば、前項の四股踏みとセットにして、朝は白湯《さゆ》を飲む前に、夜は寝る1〜2時間前に行うことをおすすめします。全部やっても15分程度で終わります。ぜひ実行してください。

タオル体操のやり方

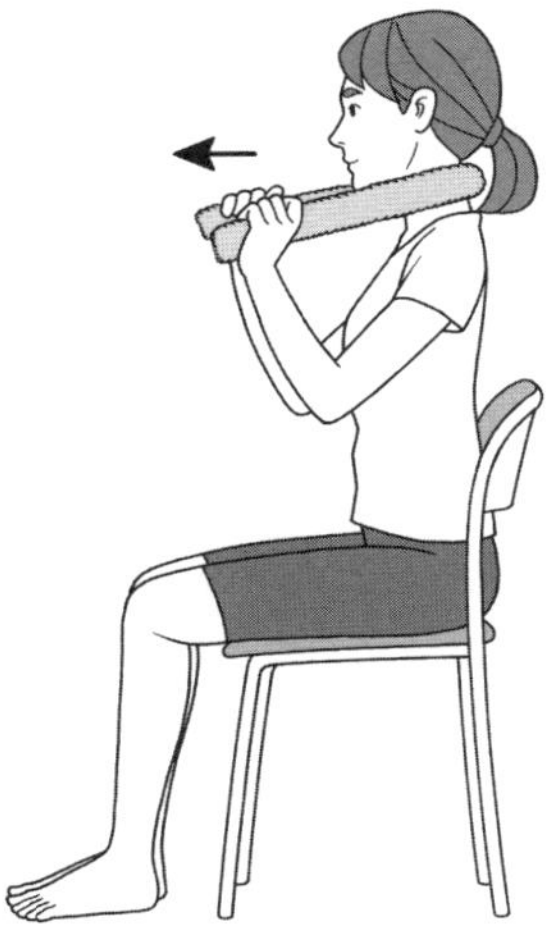

❶イスに座ってタオルの左右の端を左右の手で持ち、タオルの中央を首の後ろに当てて、軽く前に引っぱる

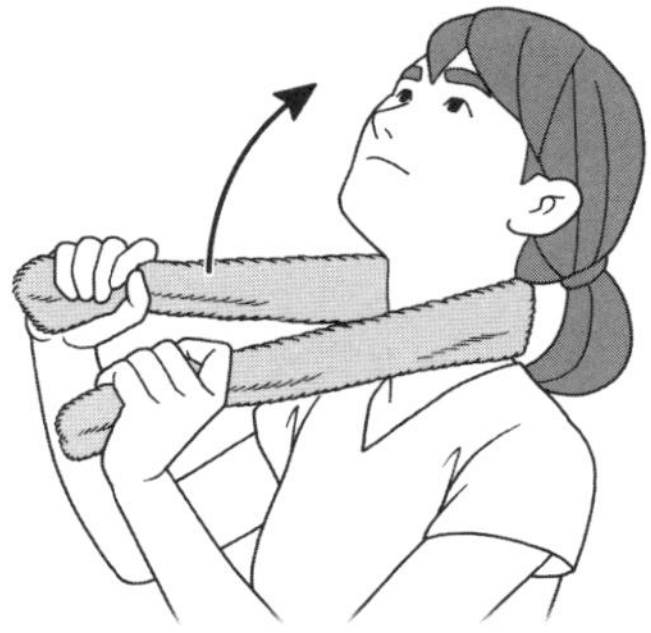

❷タオルが当たっている部分を支点にして上を向き、元に戻すことを10回くり返す。このとき、背中が丸まらないように注意すること

※一日のうち朝と夜に1度ずつ行う。できれば、四股踏みとセットにして、朝は白湯を飲む前に、夜は寝る1～2時間前に行うのがおすすめ

本章の最後に、めまい相談医についてふれておきましょう。

めまいを専門とする医療機関には、めまい相談医がいます。めまい相談医とは、一般社団法人日本めまい平衡医学会が認定した、めまい診療の専門知識と診療技術を持つ医師です。同学会のホームページには、めまい相談医の全国リストが掲載されています。フワフワめまいにお悩みのかたは、受診の参考にするとよいでしょう。

●日本めまい平衡医学会のホームページ（http://www.memai.jp）

第4章

フワフワめまいを自力で克服した
体験者の手記

高校時代から続いていたフワフワめまいが半年後にはまったく出なくなり体温が上がって夏場の冷房も苦にならなくなった

園川夏希《そのかわなつき》（仮名）　会社員・29歳

足元がおぼつかなくなるような感覚

私が、最初に体がフワフワする感じを覚えたのは、高校生のときです。明るい室内から外に出たときや、何かの拍子に下を向いたときに、足元がおぼつかなくなるようなフワフワする感覚に襲われるようになったのです。

最初は、事態をさほど深刻に受け止めていませんでした。足がよたついても、ころぶようなことはなく、ちょっと休憩すればフワフワする感覚は消えるので、そのうち自然におさまるだろうと思っていたのです。

もしかしたら生理の影響かと思い、一度だけ産婦人科に行き、診《み》てもらいましたが、とくに異常はなしとのことでした。そこでは、漢方薬を処方され、きちんと飲んでいましたが、その後もフワフワする感じがおさまる気配はなく、いつしか漢方薬の服用もやめてしまいました。

それからは、忘れたころになるとフワフワする感じに襲われる状態がずっと続いていました。しかし、社会人になって、体調管理の重要性を自覚した私は、改めてきちんと診てもらうことにしました。

インターネットで、いろいろ調べているうちに、私が長年悩まされていたフワフワした感覚が、めまいの一種である可能性のあることがわかりました。そして、自宅の近くに、めまいを専門に診るクリニックのあることがわかりました。それが坂田英明《さかたひであき》先生との出会いでした。２０２０年の2月か3月のことです。

坂田先生に診ていただいた結果、私には貧血があり、体温と血圧の低いことがわかりました。確か、その日の体温は36℃くらいで、最高血圧は１００～１１０㎜Hgでしたが、ときどき90㎜Hgくらいになることもあったと記憶しています（最高血圧の基準値は１００～１３０㎜Hg）。

そして、体がフワフワする感じは、やはりめまいの一種で、フワフワめまい（慢性浮動性《まんせいふどうせい》めまい）というものであるといわれました。先生によると、自律神経《じりつしんけい》（意思とは無関係に内臓や血管の働きを支配している神経）の調節がうまくいっていないことが原因なので、生活習慣を見直すことで改善できるとのことでした。そして、毎日欠かさず体温を計って記録用紙に記録しながら、食生活を見直すように指導されました。

体温の上昇に同調するように効果が出現

翌日から、私は食事の内容を大幅に変えました。具体的には、朝食では体を温めるものを、昼食では糖質（炭水化物から食物繊維《しょくもつせんい》を除いたもの）の多いものを、夕食では体を冷やすものを意識的にとるようにしたのです。食材を選ぶにあたっては、クリニックから渡された「体温を調整する食材一覧」（左ページの表を参照）を参考にしました。もともと好ききらいがないので、とくに問題はありませんでした。

それに加えて、朝に白湯《さゆ》を、おやつにハチミツレモン水を、夜寝る前に冷たい水を飲むようにもしました。

まず、朝起きてしばらくしてから、沸かしたお湯を自然に冷ました白湯をコップ1杯（約200ミリリットル）飲み、それから朝食をとります。体を温めることでよく知られているショウガをさまざまな料理に加えたり、主食をモチ米にしたりしています。

体温を調整する食材一覧

温熱性	朝	ショウガ、シナモン、サンショウ、ニンニク、羊肉、鶏肉、エビ、もち米、黒砂糖、クリ、八角、長ネギ、香菜、松の実など
平性	昼	ナガイモ、大豆、トウモロコシ、ジャガイモ、サツマイモ、卵、クコの実、うるち米、ハチミツ、黒キクラゲ、ニンジンなど
寒涼性	夜	トウガン、ナス、小麦、ゴボウ、ダイコン、キュウリ、トマト、豆腐、ハクサイ、バナナ、ナシ、カキ、そば、緑茶、塩、白砂糖など

昼食は、サツマイモ、卵、大豆などをおかずにした弁当を会社に持参しています。加えて、手作りのハチミツレモン水も忘れません。レモン4分の1個を適量のぬるめの水にしぼって、好みの量のハチミツを加え、500ミリリットル入りの水筒に入れて、こまめに飲み、昼までには飲み切っています。

夕食は、トマト、ダイコン、キュウリなどの野菜を多く食べています。そして、寝る前にコップ1杯の冷たい水を飲みます。最初は、体が冷えて眠れなくなるのではと思いましたが、実際に飲んでみたら、そんなこともありませんでした。

坂田先生からは、できるだけ運動もするようにいわれていましたが、そちらはあまり熱心にやっていません。時間に余裕のあるときに、自宅から一駅先まで歩くくらいです。

体温は、一日のうち、朝起きて白湯を飲む前、職場の昼休み、夜寝る前の3回測っています。ときどき忘れることもあったものの、比較的きちんと記録しています。何度めかの受診のときに、体温記録用紙を見た先生から「以前は、一日のなかで体温に変化がなかったが、昼に上がって、夜に下がるようになってきている」と指摘されましたが、私自身はあまり実感がありませんでした。

それでも、体温の変化と同調するように、食事療法の効果は徐々に現れてきました。まず、食事を見直して1ヵ月後には、手足の指先が温かくなってきたのを感じました。そして、それから1〜2ヵ月が経過した5月ごろには、フワフワめまいの出ることがへって、たまに出てもあまり気にならなくなってきたのです。

その後も体調はどんどん上向き、その年の夏を迎えたときには、フワフワめまいはまったく起こらなくなりました。体質も変わったのか、苦手だった夏の冷房もさほど気にならなくなりました。

今回、私は薬を一切飲んでいません。食事を変えただけで、こんなによくなるなんて信じられない気持ちです。

現在、体温は36・6～36・7℃まで上がっています。血圧のほうは、まだ測っていないのでわかりません。

最初は、耳鼻科での食事指導というものが半信半疑でした。しかし、その効果は確かなものでした。同じような症状に悩んでいる人は、ぜひ一度実行していただきたいと思います。

坂田英明先生のコメント

園川さんは会社での仕事が不規則で、食生活が乱れていました。また、若い女性に特有の低血圧と貧血もありました。そのため、内耳《ないじ》には異常がないものの、自律神経のバランスがくずれて、フワフワめまいを起こしていたのです。

このような場合、生活習慣の見直しが功を奏します。とくに園川さんは、食生活を大幅に改善し、なおかつ、そのルールをかなり厳格に守りました。このことにより、半年後にはフワフワめまいがまったく起こらなくなったものと考えられます。

今後は、運動も積極的に行うと、体調がよりよくなるでしょう。

仕事にも支障をきたしていたフワフワめまいがすっかり鳴りを潜め いつ襲われるのだろうという恐怖感から解放された

中町恭子《なかまちきょうこ》（仮名）会社員・53歳

座って休ませてもらったり、外出を代わってもらったり

2010年ごろのことです。私は夜中に突然、周囲がグルグル回るように感じる激しいめまいに襲われ、倒れてしまいました。すぐに救急病院に運ばれ、点滴《てんてき》を受けたところ、翌日の昼にはおさまり、無事に帰宅することができました。

しばらくして、大学病院で検査を受けましたが、原因は不明とのことで、「もしかしたら、今後も再発するかもしれない」といわれました。しかしながら、原因が不明なので、治療法もなく、そのまま放置するしかありませんでした。

幸い、その後、めまいが再発することはなく、平穏な毎日を送っていました。ところが、２０１７年ごろに、今度は体がフワフワするような感覚に襲われ、ときどき、以前のような回転性のめまいと頭痛も現れるようになったのです。

最初にフワフワした感じを覚えたのは、自宅にいるときでした。突然、全身がフワフワしてきて、「いったい、これはなんだろう」と、恐怖感を覚えました。

脳に異常が起こったのかと思い、内科のほかに脳外科にも行って、ＣＴスキャン（コンピュータ断層撮影）検査を受けましたが、なんの問題もないということでした。しかし、「なんの問題もない」という結果を聞いて、私はよけいに怖くなりました。「理由もないのに体がフワフワするのはなぜだろう」という疑問が頭から離れなくなったのです。

その後も、体がフワフワする感覚は、忘れたころに突然、出ていました。外出時に出ると、その場に倒れそうになり、本当に怖い思いをしました。仕事中に出たときは、しばらく座って休ませてもらったり、外出をほかの人に代わってもらったりするなどして、なんとかしのいでいました。

こうした状況を打開しなければと思った私は、自分なりに勉強をしました。そんななかで、坂《さか》田《た》英明《ひであき》先生の著書を何冊か読んで、この症状はどうやらめまいの一種であることがわかり、すぐに坂田先生の診察を受けることにしました。２０１９年の12月のことだったと思います。

初診では、目や耳の状態など、ひととおりの検査を受けました。その結果、やはりこの症状の正体は、体がフワフワするめまい（慢性《まんせい》浮動性《ふどうせい》めまい）で、自律神経《じりつしんけい》（意思とは無関係に内臓や血管の働きを支配している神経）の調節障害と更年期《こうねんき》障害《しょうがい》が重なった結果ではないかということでした。

事前に、薬はできるだけ飲みたくない旨《むね》を伝えていたので、薬は処方されず、食事を中心とした生活習慣の改善をすすめられました。めまいの治療に食事療法とは、初めて聞いた話だったので、半信半疑でしたが、やれることはなんでもやってみようと思い、すぐに実行に移しました。

2週間で体が変わってきたのを実感

私は体温を調節する働きのある食材を教わり、それを使った食事を心がけるようにしました。

まず、朝起きてすぐに、コップ1杯（約２００ミリリットル）の白湯《さゆ》を飲みます。朝は忙しく、沸かしたお湯を冷ます時間がないので、お湯に水を足して白湯にしています。その後の朝食には体を温めるものということで、みそ汁にショウガを入れたり、温かいスープを飲んだりしています。

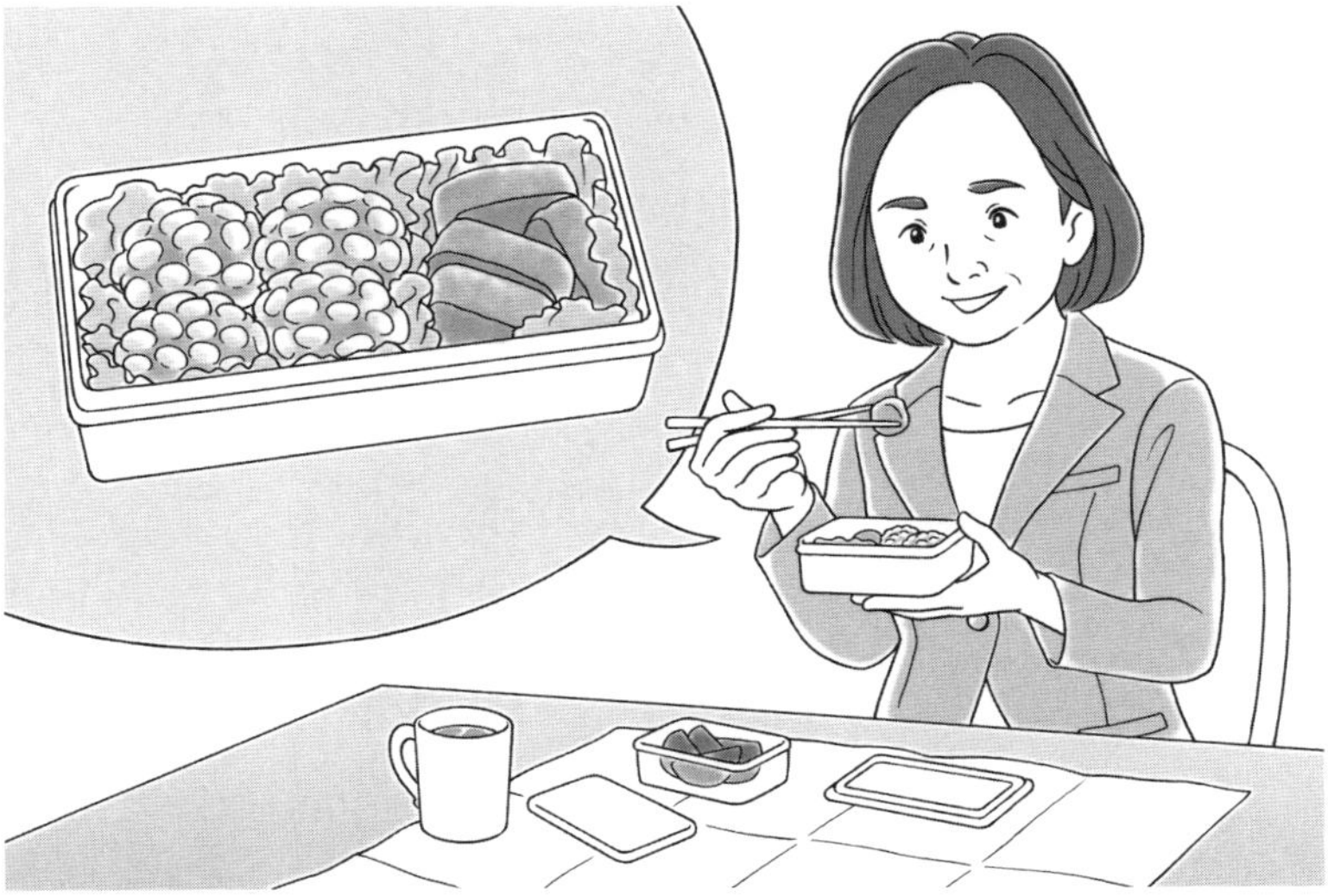
昼食を外食から弁当に変えた

昼食は、それまで外食をしていましたが、弁当に変えて、ナガイモやトウモロコシなどを積極的に食べています。加えて、ハチミツとレモンが入った市販の飲料も飲んでいます。

夕食には体を冷やすものということで、ナス、キュウリ、豆腐などをよく食べています。そして、夜寝る前に、冷たい水をコップに1杯飲みます。

それまで、朝は食べたり食べなかったり、昼は顧客と食事をしたり、夜は時間が不規則だったりと、私の食生活はかなり乱れがちでした。もしかしたら、そのこともフワフワめまいを起こす一因だったのかもしれません。

しかし、食生活を改めることで、結果的に朝もきちんと食べるようになり、昼もバランスのよい食事になりました。

坂田先生からは、食事以外にも、運動をして、毎日体温をチェックするようにいわれました。運動は、フワフワめまいのためにクリニックで考案したという「めまい体操」(くわしくは100ページを参照)のやり方を教わって、朝に実行しています。体温のほうは、毎日とはいかないものの、ときどき測るようにしています。

こうして、日常生活を改善したところ、徐々に効果らしきものが現れてきました。まず、2週間後くらいから、なんとなく体が変わってきた感じがしてきました。1ヵ月間後には、ときどき出ていた回転性のめまいと頭痛が出なくなりました。そして、気づいたときには、フワフワめまいが、すっかり鳴りを潜《ひそ》めていたのです。

おかげで、仕事にも支障がなくなり、落ち着いた毎日を送れるようになりました。いつフワフワめまいに襲われるだろうという恐怖感から解放されたのです。坂田先生からも、そういう不安がなくなったのも大きいといわれました。

なお、以前は36℃くらいだった体温は、いまは36・5℃くらいまで上がっています。

自律神経のバランスが狂うと、いろいろな弊害が起こることは知っていましたが、まさかめまいまでが関係しているとは思いませんでした。多くのかたがたに、この事実を知っていただきたく、手記を公開させていただきました。

坂田英明先生のコメント

中町さんがフワフワめまいに悩まされるようになったのは、最初に起こった回転性めまいがきっかけでした。これは、臨床の現場ではよく目にするケースです。

内科や脳外科では異常なしと診断されたとのことですが、ごく軽度の脳血管障害が起こった可能性があります。そこに、自律神経の乱れと更年期の症状が加わり、フワフワめまいが起こったのでしょう。

中町さんの場合、くわしく検査をしたところ、体のバランスをつかさどる小脳の機能が低下していることがわかりました。そこで、食生活の改善とともに、平衡《へいこう》感覚を鍛《きた》えるためのリハビリテーション（機能回復訓練）である「めまい体操」に取り組んでいただきました。結果は良好で、現在はフワフワめまいが起こることがまったくなくなっています。

ある朝突然現れたフワフワめまいが1ヵ月後にはほとんど気にならなくなり自分で体調をコントロールできるようになった

高木浩《たかぎひろし》（仮名）会社員・33歳

自律神経が原因といわれて腑に落ちた

２０２０年は、世界じゅうが新型コロナウイルス感染症の脅威に振り回された一年でした。私も例外ではなく、緊急事態宣言が発出された4月は、出社を控え、ほとんどが在宅勤務の毎日を送っていました。

そんなある日のことです。朝、目覚めると、自分の周囲がグルグル回っているように感じました。「あ、これはめまいだな」と思い、とりあえず起き上がるのはやめて、様子を見ることにしました。

そのうち、少し眠ってしまったようで、再び目覚めると、今度は体がフワフワしていたのです。めまい自体が初めての経験なうえに、体がフワフワするような感覚も経験したことがなかったので、とても不安になりました。当時は、コロナの影響で仕事がうまく回っていなかったこともあり、不安な気持ちは増すばかりでした。

その日は、一日横になって休んでいました。横になっていると、フワフワする感じが落ち着きますが、食事やトイレなどに立つと、またフワフワします。熱がなかったので、コロナに感染したわけではなさそうだということだけが、唯一の救いでした。

翌朝、目覚めると、少し軽くなっていたものの、まだフワフワする感じは残っていました。そこで、めまいにくわしい医療機関をインターネットで調べた結果、ヒットしたのが坂田英明《さかたひであき》先生のクリニックだったのです。すぐに連絡をして、その日の午後に受診をしました。

検査の結果、体がフワフワするのもめまいの一種で、耳からくるものでなく、自律神経《じりつしんけい》（意思とは無関係に内臓や血管の働きを支配している神経）が原因とのことでした。

耳からくるめまいではないとわかり、まずはひと安心しました。そして、ずっと家にいて生活のリズムが狂い、オンとオフがない状態が続いていたので、自律神経が原因というのが腑《ふ》に落ちました。ですから、先生から食生活を変えて、体温をチェックするようにいわれたときは、すぐにやってみようと思ったものです。

なお、酔い止めの薬を処方されましたが、生活習慣を改めれば飲まなくてもよいといわれたので、すぐに飲むのをやめました。

1週間で強い症状は消失

私は体温を一日に朝昼晩の3回測るとともに、食生活を大幅に変えることにしました。ちょうどコロナの関係で、熱に対して敏感《びんかん》になっていただけに好都合でした。また、仕事が忙しく、時間も不規則で、朝食をとる習慣がなかったうえに、在宅勤務で夜遅くまで起きていたために、食事を含めて生活全般がかなり乱れていました。その意味でも、食事を変えることは、生活を見直すよいきっかけになりました。

具体的には、朝は自律神経のうち活動を支配する交感神経《こうかんしんけい》を活発にさせるために、体を温める食事をとります。一方、夜はホルモンのバランスで体温が下がっていくのが理想的なので、体を冷やす食事をとります。昼食も体を温めるものを意識していますが、外食をするか市販の弁当を買うかのどちらかなので、残念ながら徹底できていません。弁当を食べるときにスープを加えるくらいでしょうか。

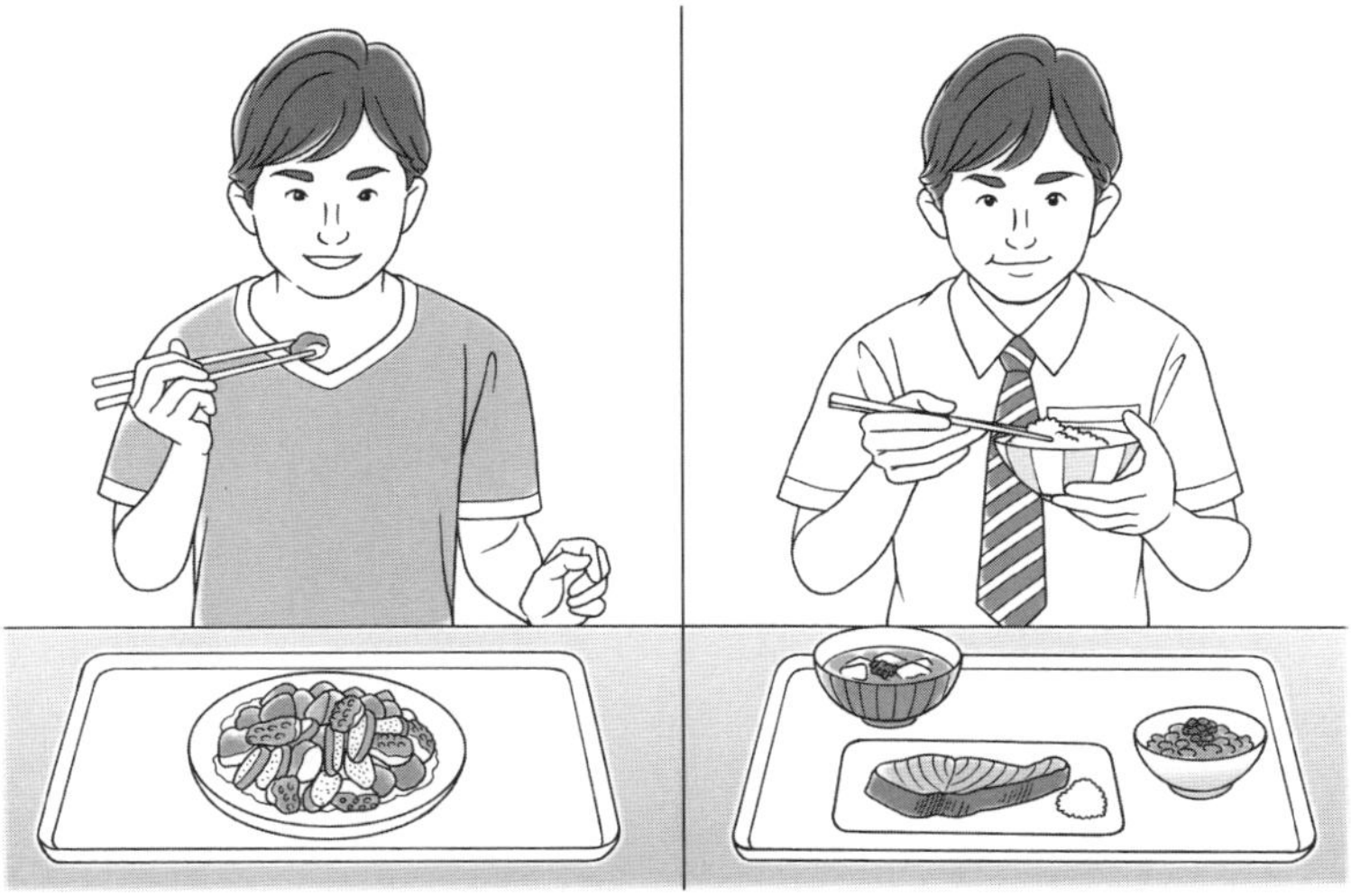

朝食は典型的な和食にして夕食では生野菜をよく食べている

私はもともと日本茶が好きなので、すりおろしたショウガを入れて、朝起きてすぐに飲みます。そのあとにとる朝食は、焼き魚や納豆にごはんとみそ汁といった典型的な和食です。ときどき、みそ汁をスープに替えることもあります。

夕食には、キュウリやトマトなどの生野菜《なま》をサラダにしてよく食べます。逆に、こうした食材は朝食ではとらないようにしています。

加えて、コップ1杯（約200ミリリットル）の水に氷を入れて、風呂上がりと寝る前に飲んでいます。

また、坂田先生からは、運動もするようにいわれ、めまいに効果的という四股《しこ》踏み（くわしくは97ページ参照）をすすめられました。

私はもともと運動が好きなうえに、ずっと家にいると太ることもあったので、自分なりに工夫して、よりハードな方法で四股踏みを実行しています。まず、四股踏みを40秒間やって、20秒間休憩し、次にスクワット（ひざの屈伸運動）を40秒間やって、また20秒間休憩することを、合計で7分間くり返すのです。これを1セットとし、ふだんは3セット、疲れているときは1セットを、週に4～5回はやっています。スクワットの代わりに、もも上げやジャンプなどをすることもあります。こうすると、適度な疲労感が得られ、熟睡できます。

こうして、生活全般を改めて1週間ほどが過ぎると、強いフワフワ感はほとんどなくなりました。ふとしたときに、軽くフワフワする感じの出ることはありますが、ほとんど気になりません。おかげで、5月下旬の緊急事態宣言が明けるころには、週1回の通院も晴れて終了となりました。

いまも、ときどき体が少しフワフワすることはあります。しかし、そんなときは、体調が悪いと判断して、早く休むようにしています。すると、翌日には、スッキリと回復しています。

コロナの不安がぬぐえない日々は現在も続いています。そんななか、私は今回の体験を通じて、規則正しい生活の大切さを痛感しました。同じような不調に悩んでいるかたには、食事をはじめとした生活習慣の見直しをぜひおすすめします。

坂田英明先生のコメント

高木さんは、男性にはめずらしく低体温傾向がありました。そのうえ、朝食をとる習慣がほとんどなかったため、一日じゅう、ほぼ低体温の状態が続いていました。その結果、「やる気ホルモン」ともいわれる副腎皮質《ふくじんひしつ》ホルモン（血中コルチゾール）の分泌《ぶんぴつ》が低下し、自律神経のバランスがくずれて、フワフワめまいを起こしていたのです。

そこで、朝は体を温め、夜は逆に体を冷やす食材をとって、副腎皮質ホルモンの分泌を促《うなが》すように指導しました。朝食をとる習慣がなかっただけに、最初はたいへんだったようですが、粘り強く取り組んだ結果、いまではすっかり元気になっています。

なお、朝食に焼き魚をとるのは、適度な塩分を摂取《せっしゅ》する意味でも、たいへんよい方法です。

右前下小脳動脈塞栓による耳の閉塞感が取れフワフワめまいも回転性めまいも3ヵ月で起こらなくなった

赤塚留美子《あかつかるみこ》（仮名）主婦・63歳

方向感覚がなくなるようなめまい

調理師として働いていた2015年の6月、私は突然、勤務先でめまいに襲われて、動けなくなってしまいました。めまいといっても、天井が回る感じではなく、方向感覚がなくなる感じでした。なんの前ぶれもなく、前後も上下もわからない状態になり、何かにつかまっていないと立っていられなくなったのです。

しばらく横になり、症状が落ち着いたところで、早退をすることにしました。ところが、自宅に着き、玄関に足を踏み入れたとたんに、再び倒れたのです。そのときは、たまたま家に娘たちがいたので、すぐに救急車を呼んでくれて、搬送された病院で点滴《てんてき》を受けたところ、ほどなくしてめまいはおさまりました。

実は、その１ヵ月ほど前まで、右耳に水がたまっているような感じがして、近所の耳鼻科にかかっていました。そこでは、リンパ液がたまっているために耳がつまる感じがしているということで、リンパ液の流れをよくする治療を１ヵ月ほど受けたところ、耳がつまる感じは取れました。

そこで、再びその耳鼻科へ行き、改めてめまいのほうを診《み》てもらいました。診断結果は「メニエール病の疑いあり」ということで、自律神経《じりつしんけい》（意思とは無関係に内臓や血管の働きを支配している神経）を整える薬、めまい止め、吐《は》き気止めなど、何種類かの薬を処方されました。その後、ステロイド剤（副腎皮質《ふくじんひしつ》ホルモン剤）に切り替わりましたが、私には作用が強すぎたようで、すっかり体力が落ちてしまいました。ただ、それ以降、めまいが再発することはありませんでした。

ところが、２０２０年の１月ごろから、再び右耳に水がたまっているような感じがしたかと思うと、体がフワフワするようなめまいが再発したのです。今度は、以前かかった耳鼻科とは別の耳鼻科に行き、メニエール病の薬を処方されました。しかし、薬を飲んでも効果はなく、２種類の漢方薬に切り替えても、フワフワするめまいは出たり出なかったりをくり返していました。

それから半年近くが経過した６月、有給休暇を取って自宅にいたときに、今度は回転性のめまいで倒れました。めまいと同時に、右耳の難聴《なんちょう》、耳鳴りと吐きけ、そして体のけいれんもあったため、救急車を呼ぶはめになりました。

搬送された救急病院では、点滴を受けるとともに、心電図やＭＲＩ（磁気共鳴画像診断《じききょうめいがぞうしんだん》）などによる検査を受け、再び「おそらくメニエール病だろう」と診断されました。しかし、ちょうど新型コロナウイルスの感染が拡大している時期だったため、入院することができず、その日のうちに帰宅して、めまい専門の病院に行くようにいわれました。

そこで、めまい専門の病院を調べているなかで、私は『めまい・メニエール病を自力で治す最強事典』（マキノ出版）という本を見つけました。その本の中に出ていたのが、たまたま自宅の近くで開業されている坂田英明《さかたひであき》先生だったのです。すぐに受診の予約をしました。

買い物にも普通に行ける

坂田先生のクリニックでは、自律神経や頸椎《けいつい》（背骨の首の部分）の頸動脈《けいどうみゃく》エコーなど、いろいろ調べた結果、「右前下小脳動脈塞栓《どうみゃくそくせん》」と診断されました。これは、小脳や内耳《ないじ》への血液を供給する血管が狭くなって、血流が悪くなる病気だそうです。めまいも、そのために起こっているとのことでした。それまで、複数の病院でメニエール病と診断されながら、よくなることがなかっ

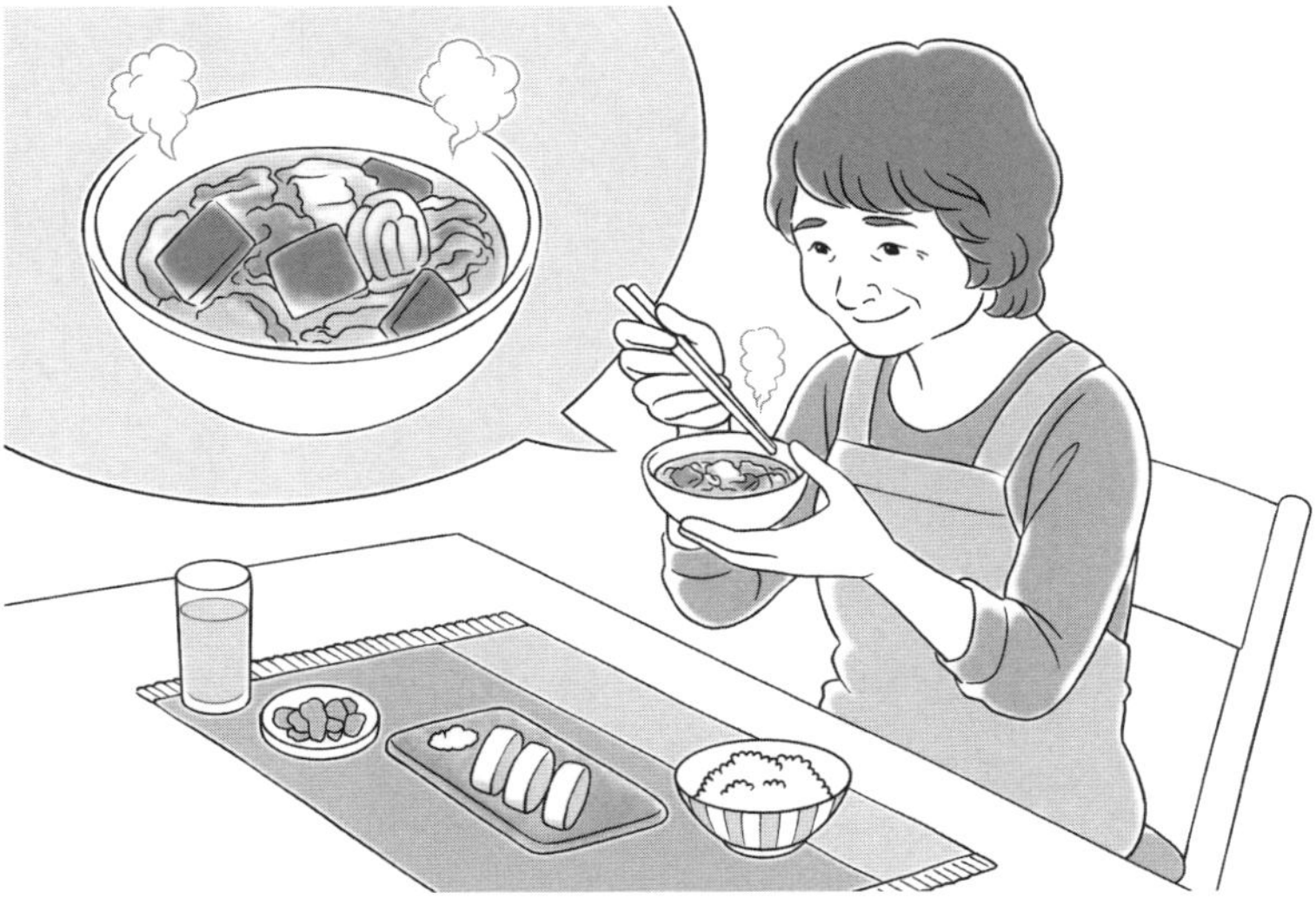

夜に飲んでいた野菜スープを朝に飲んで体を温めるように心がけた

たこともあって、まったく異なる診断結果に、ホッとした気持ちになったのを覚えています。

今回は、右前下小脳動脈塞栓の薬を処方してもらうとともに、生活習慣の指導を受けました。具体的には、一日に3回体温を測って記録すること、朝は体を温める食事をとること、夜はその逆に体を冷やす食事をとること、そして適度な運動を心がけることなどです。

体温は、一日のうち朝起きたとき、仕事終わりの午後3～4時、夜寝る前に測っています。もともと体温は低く、朝は35・2℃くらい、昼は36・2～36・3℃、夜は35・8℃くらいでした。

食事のほうは、まず朝起き抜けに、ポット

からお湯を出して冷ました白湯《さゆ》をコップ1杯（約200ミリリットル）飲みます。そのあとにとる朝食は、それまで作り置きして夜に飲んでいた野菜スープを朝に飲むように変えたうえで、和食をとるように心がけています。昼はパンや麺類を中心とし、夜は糖質（炭水化物から食物繊維《しょくもつせんい》を除いたもの）を控えめにして、寝る前に冷水をコップ1杯飲みます。

運動は、毎日欠かさず散歩をしています。近所の田んぼのまわりを小1時間、うっすら汗ばむくらいまで歩くのです。最初のころは朝に行っていましたが、仕事を辞《や》めた現在は、昼食後に行っています。加えて、坂田先生が考案した「めまい体操」（くわしくは100ページを参照）も、手のすいたときに行うようにしています。

こうして、生活全般を改めて3ヵ月ほどが過ぎた9月の下旬に、まず体温に変化が現れました。朝が35・6℃くらい、昼が36・5℃くらい、夜が35・9℃くらいまで上がってきたのです。それとときを同じくして、耳のつまる感じが取れてきました。そして、気づいたときには、めまいがまったく起こらなくなっていたのです。

現在も、ほぼ正常といってよい状態が続いています。おかげで、以前はつらかった買い物にも普通に行けるようになりました。

坂田先生からは「めまいは、じっとしていても治らない」といわれましたが、本当にそのとおりでした。今後も、体温をチェックしながら、めまいによい食事と運動を続けるつもりです。

坂田英明先生のコメント

メニエール病と前下小脳動脈塞栓症は、難聴《なんちょう》や回転性めまいを伴《ともな》うという点では症状がよく似ています。

前下小脳動脈塞栓症の場合、発作《ほっさ》のあとにフワフワした感じに襲われます。これは、血流障害のあとに起こるグリオーシスという現象によるものです。グリオーシスは神経膠症《しんけいこうしょう》とも呼ばれ、神経組織の病変部で星状膠細胞《せいじょうこうさいぼう》がふえることを指します。赤塚さんの場合、これに自律神経の乱れも加わり、症状がより複雑化したのだと考えられます。

しかし、適切な投薬によって症状を抑えるとともに、食生活の見直しと適度な運動を実践することによって、みごとに回復されました。一日の体温の変化も理想的といえるでしょう。

亜鉛不足が原因のフワフワめまいが まったく起こらなくなり5・2キロもやせたうえに 全身のだるさが消えてそう快な毎日

石川《いしかわ》正吾《しょうご》　自営業・65歳

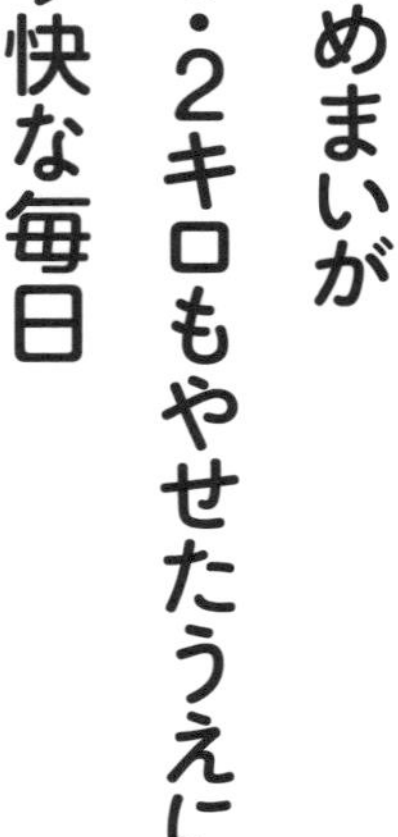

駅の階段でクラクラした

現在の仕事を始めるまで、私は長年、金融関係の会社に勤めていました。最寄りの駅から満員電車に乗り、都心のオフィスまで通う毎日を約40年続けていました。

その日も、いつもどおり歩いて最寄り駅まで行き、駅の階段を上っているときでした。突然、めまいに襲われたのです。２０１９年の10月か11月のことだったと思います。めまいといっても、目が回る感じではなく、体がフワフワする感じのものでした。しばらくじっとしていると、めまいはおさまり、事なきを得ました。

実は、その前年に、私は声がかすれて、のどが渇《かわ》き、目が乾く症状に悩まされていました。最初は、40年近く、毎日20本は吸っていたタバコのせいかと思い、思い切って禁煙をしました。しかし、反動で太るばかりで、声のかすれも、のどの渇きも、目の乾きもおさまりません。そこで、地元の大学病院で診《み》てもらうことにしました。ちなみに、身長１６４センチで57キロだった体重はみるみるふえて、１年後には67キロになっていました。

大学病院では「シェーグレン症候群《しょうこうぐん》ではないか」といわれました。シェーグレン症候群とは、唾液腺《だえきせん》や涙腺《るいせん》などに慢性的な炎症が起こり、唾液や涙の分泌《ぶんぴつ》が低下して、乾燥症状を呈する自己《じこ》免疫性疾患《めんえきせいしっかん》だそうです。「ではないか」というのは、ほぼ間違いなくシェーグレン症候群だろうという血液反応は出ていたものの、３～４項目の検査項目のうち２項目が当てはまるとシェーグレン症候群と確定診断が下されるのに対し、私の場合は１項目しか当てはまらなかったからです。

けっきょく、大学病院からはシェーグレン症候群の薬を処方され、毎日欠かすことなく服用していました。しかし、症状は一向におさまりません。そのため、私はその大学病院に不信感を抱くようになり、転院をすることにしました。しかし、転院先でも状況は変わりませんでした。なんとかこの不快な症状を治してくれる病院はないものかと探し回っているなかでたどり着いたのが、坂田《さかた》英明《ひであき》先生のクリニックでした。

さまざまな検査を受けてから、坂田先生からは、シェーグレン症候群の薬は飲まなくてよいといわれました。すると、なんということでしょう。ほどなくして、声のかすれ、のどの渇き、目の乾きのすべてが解消したのです。それまで飲み続けていた薬はいったいなんだったのだろう、という気分になりました。

それ以来、私は坂田先生を信頼し、かかりつけ医として、耳鼻科以外の病気のことも相談をするようになっていました。ですから、駅の階段でフワフワするめまいに襲われた翌年早々に、坂田先生に診てもらったのも自然な流れでした。

毎日気持ちのいい汗をかける

坂田先生からは、亜鉛《あえん》の足りないことがフワフワめまい（慢性《まんせい》浮動性《ふどうせい》めまい）の原因の一つといわれ、亜鉛製剤と自律神経の薬を処方されました。そこで、毎日欠かさず服用し、2ヵ月後に血液検査を受けたところ、亜鉛の数値が基準値内に達したため、亜鉛製剤の服用を中止し、代わりに漢方薬を加えることになりました。すると、それから1ヵ月ほどで、フワフワめまいが起こることはなくなりました。

ところが、その年の4月から、新型コロナウイルス感染症の影響で、会社にいる時間が一日2〜

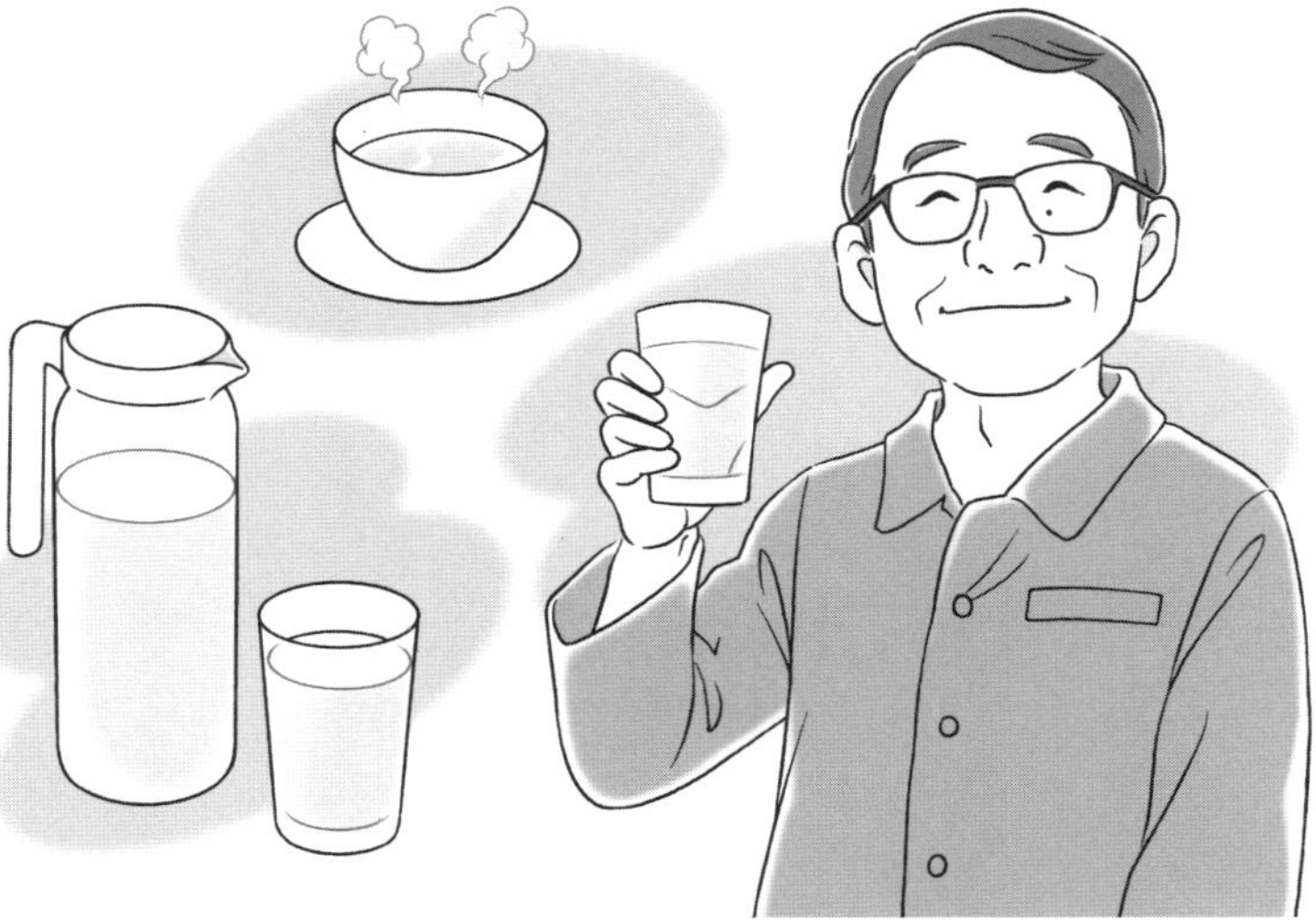

朝は白湯を、昼はハチミツレモン水を、夜は冷たい水を飲んでいる

3時間に制限され、あとはずっと自宅で仕事をする毎日が続き、すっかり体調をくずしてしまったのです。常に体が重く、寝てばかりいました。

7月に入って、再び坂田先生に相談をしたところ、今度は生活習慣を見直すように指導されました。毎日、体温をチェックしながら、食生活に注意し、適度な運動をするようにいわれたのです。

私が実行したのは、以下のことです。

まず、朝起きたら体温を測り、コップ1杯（約200ミリリットル）の白湯《さゆ》を飲みます。そして、午後2時ごろにハチミツとレモンが入った市販の飲料をコップ1杯飲みます。最後に、夜寝る直前にコップ1杯の冷水を飲むのです。

運動は、毎日、夕方に30分ほどの散歩をしています。雨の日は、室内でウオーキングマシンを使い、ゆっくり3分歩いたら速足で3分歩くことを5回くり返してします。

こうして生活習慣を見直して4ヵ月が過ぎたころには、体調に明らかな変化が現れてきました。まず、体温が上がってきました。もともと体温が低く、いつも35・5℃くらいだったのが、36・2℃を保つようになったのです。禁煙の反動でふえていた体重も、5・2キロへって、61・8キロになっていました。

現在は、体調もすっかり戻り、毎日、気持ちのいい汗をかける、そう快感を味わっています。

今回の体験を通じて、私は、医師にはふたとおりのタイプがいると思い知らされました。一つは患者の声に対して真摯《しんし》に耳を傾けるタイプ、もう一つは病気は見るが患者を見ようとはしないタイプです。最後の最後に、前者のタイプの医師にめぐり会えた私は、幸運だと思います。

坂田英明先生のコメント

ミネラルの代表ともいえる亜鉛は、健康を保つうえで欠かすことができません。亜鉛がめまいに直接働きかけるわけではありませんが、口内炎《こうないえん》などの炎症、気力の減退などに効果が高いだけでなく、感染などに対する抵抗力や、高齢者の記憶力や認知などにも深くかかわっています。

石川さんの場合、亜鉛不足に加えて、自律神経のバランスに乱れが生じていたため、フワフワめまいが起こったものと考えらえます。

そこで、まずは亜鉛を補給して体調を整えるとともに、日常生活の見直しを指導しました。その結果、フワフワめまいが起こらなくなったばかりか、5・2キロもやせて、すっかり元気を取り戻すことができました。今後は、食材などにも気を配り、さらに体温を上げていただきたいと思います。

おわりに

みなさんは「めまいショット」というものをご存じでしょうか。

めまいショットは、サスペンス映画の神様と称されたイギリスの映画監督、アルフレッド・ヒッチコックが考案した撮影技法です。1958年に公開された映画『めまい』において、高所恐怖症の主人公が教会の鐘塔《しょうとう》を駆け上がって下を向いたときの恐怖心を表した映像で、手前の被写体に対してカメラは動いていないような錯覚を感じる一方で、背景はどんどん遠のいていくという異様な感覚を観客に与えました。

めまいショットは、「ドリー・ズーム・ショット」「ヒッチコック・ショット」とも呼ばれ、後年、『ジョーズ』や『E.T.』といった数々の名作でも使われています。いまでは、異常な状況を表現する撮影技法の定番となっています。

めまいショットでは、回転性めまいは表現されていません。見ていると、被写体と周囲の関係にズレが生じ、なんともいえない不安定な感覚に襲われます。まさしくフワフワめまい（浮動性《ふどうせい》めまい）の感覚なのです。

おわりに

今回、本書を上梓《じょうし》するにあたり、私の頭の中には、めまいショットの映像が常にありました。めまいといえば、ほとんどの人が回転性めまいを思い浮かべる。しかし、実際には、フワフワめまいの人のほうが圧倒的に多く、その解決法もほとんど知られていない――この現実をなんとかしなければと思ったのです。

本書は、フワフワめまいにテーマをフォーカスした本邦初の書籍です。しかも、その解決策として、食をはじめとした生活習慣の改善を提示した、異色の企画でもあります。

ガンの食事療法を考案した、ある高明な消化器外科の名医は、当初、誰からもまったく相手にされず、ときにはペテン師呼ばわりされたこともあったと聞きます。しかし、いまやガンの食事療法は医療の世界にすっかり定着し、ガン治療のスタンダードの一つに数えられるほどになっています。

私自身、同じような体験をしています。フワフワめまいに悩む患者さんに、食事の改善を提案しても、明らかな困惑の表情を浮かべるかたは少なからずいました。

しかし、その結果は、火を見るより明らかでした。今回、5名の体験者のかたがたに手記を寄せていただきましたが、同じような体験をされたかたがたが、数え切れないほど続出しているのです。

本文でもふれたように、フワフワめまいの原因は内耳《ないじ》にはなく、意思とは無関係に内臓や血管の働きを支配している自律神経《じりつしんけい》にあります。そして、自律神経のバランスを整えるには、食事をはじめとした生活習慣の改善が最も効果的なのです。

2020年に起こった新型コロナウイルス感染症の影響を受け、人々の生活様式は一変しました。自宅にいることが多くなり、生活のリズムが乱れて、フワフワめまいの患者さんはますますふえています。

本書が、全国に約2200万人いると推定される、フワフワめまいに悩むかたがたの一助となることを願って、筆を擱《お》きます。

2021年、惜春《せきしゅん》

著者記す

参考文献

『めまいを治す本』坂田英治・坂田英明共著　マキノ出版

『「乗り物酔い」撃退ブック』坂田英治・坂田英明共著　マキノ出版

『ここからスタート！睡眠医療を知る』中山明峰著　全日本病院出版会

『健康と生活習慣病予防における時間栄養学の役割』加藤秀夫、他「脂質栄養学」26（1）、2017

『壮快』2020年9月号　マイヘルス社

坂田英明（さかた・ひであき）

1988年、埼玉医科大学卒業。91年、帝京大学医学部附属病院耳鼻咽喉科助手。ドイツ・マグデブルグ大学耳鼻咽喉科研究員、埼玉県立小児医療センター耳鼻咽喉科副部長、目白大学保健医療学部言語聴覚学科教授、目白大学耳科学研究所クリニック院長をへて、2015年に川越耳科学クリニックを開設。埼玉医科大学客員教授、昭和女子大学客員教授、日本耳鼻咽喉科学会専門医、日本耳科学会代議員、日本小児耳鼻咽喉科学会評議員、日本聴覚医学会代議員、Neurootological and Equilibriometric 副理事長、『Society International Tinnitus Journal』編集委員、特定非営利活動法人第8神経を考える会代表、あさひ国際医科学研究所代表。
川越耳科学クリニックのホームページ（http://www.jikagaku.jp/index.php）
YouTubeチャンネル「めまいにさよなら」

フワフワするめまいは食事でよくなる

2021年 6月16日　第1刷発行
2021年 9月 5日　第3刷発行

著　者　坂　田　英　明
発行者　室　橋　一　彦
発行所　株式会社 マキノ出版

〒101-0062　東京都千代田区神田駿河台 2-9　KDX御茶ノ水ビル3F
☎03-3233-7816
マキノ出版のホームページ　https://www.makino-g.jp

印刷・製本所
恵友印刷株式会社

©Hideaki Sakata 2021, Printed in Japan
本書の無断転載・複製・放送・データ通信を禁じます。
落丁本・乱丁本はお取り替えいたします。
お問い合わせは、編集関係は書籍編集部（☎03-3233-7822）、
販売関係は販売部（☎03-3233-7816）へお願いいたします。
定価はカバーに表示してあります。

ISBN 978-4-8376-1392-3

●●●マキノ出版　好評既刊書籍●●●

リロ氏のホントにとてもくわしい ホットサンドメーカーレシピ
リロ氏
HSMで作る
絶望的に頭が悪い料理73
1320円

リロ氏の ソロキャンレシピ
リロ氏
ホットサンドメーカーに
挟んで焼くだけ！
1320円

子どもの自己肯定感が 高まる天使の口ぐせ
マザーズコーチングスクール　認定トレーナー
白崎あゆみ
監修　マザーズコーチングスクール
子育てで迷わなくなった
喜びの声続々‼
1540円

切っても切ってもかわいい みのたけ製菓のアイスボックスクッキー
みのたけ製菓
思わず作りたくなるモチーフを
写真プロセス付きで丁寧に解説
1760円

心の不調は 食事でよくなる
糖質オフスイーツ・家庭料理研究家
ともだかずこ
監修　ふじかわ心療内科クリニック院長
藤川徳美
薬に頼らない
「藤川式栄養療法」50レシピ
1540円

かた〜い子どもの体が一瞬で伸びるキッズストレッチ

柔軟美トレーナー
村山 巧

15万部突破の〝柔軟王子〟が親子でできるストレッチを大公開！

1760円

人と比べなければ子どもは伸びる

児童精神科医・産婦人科医
三田晃史

精神科医が書いた「最高の子育て」

1595円

ファータイル・ストレッチで赤ちゃんができる

フィットネス・メディカルコーディネーター
竹内邦子
監修 HORAC グランフロント大阪クリニック院長
森本義晴

5000人以上が成功している最強メソッド

1540円

しゅんPの病院あるあるある

しゅんしゅんクリニックP

現役医者芸人が解き明かシュッ！

1320円

ざんねんな筋トレ図鑑

央整形外科院長・筋肉ドクター
小島 央

世界で一番効率のいい筋トレを筋肉ドクターが伝授！

1540円

※定価は消費税（10％）込みの金額です。

マキノ出版の好評既刊

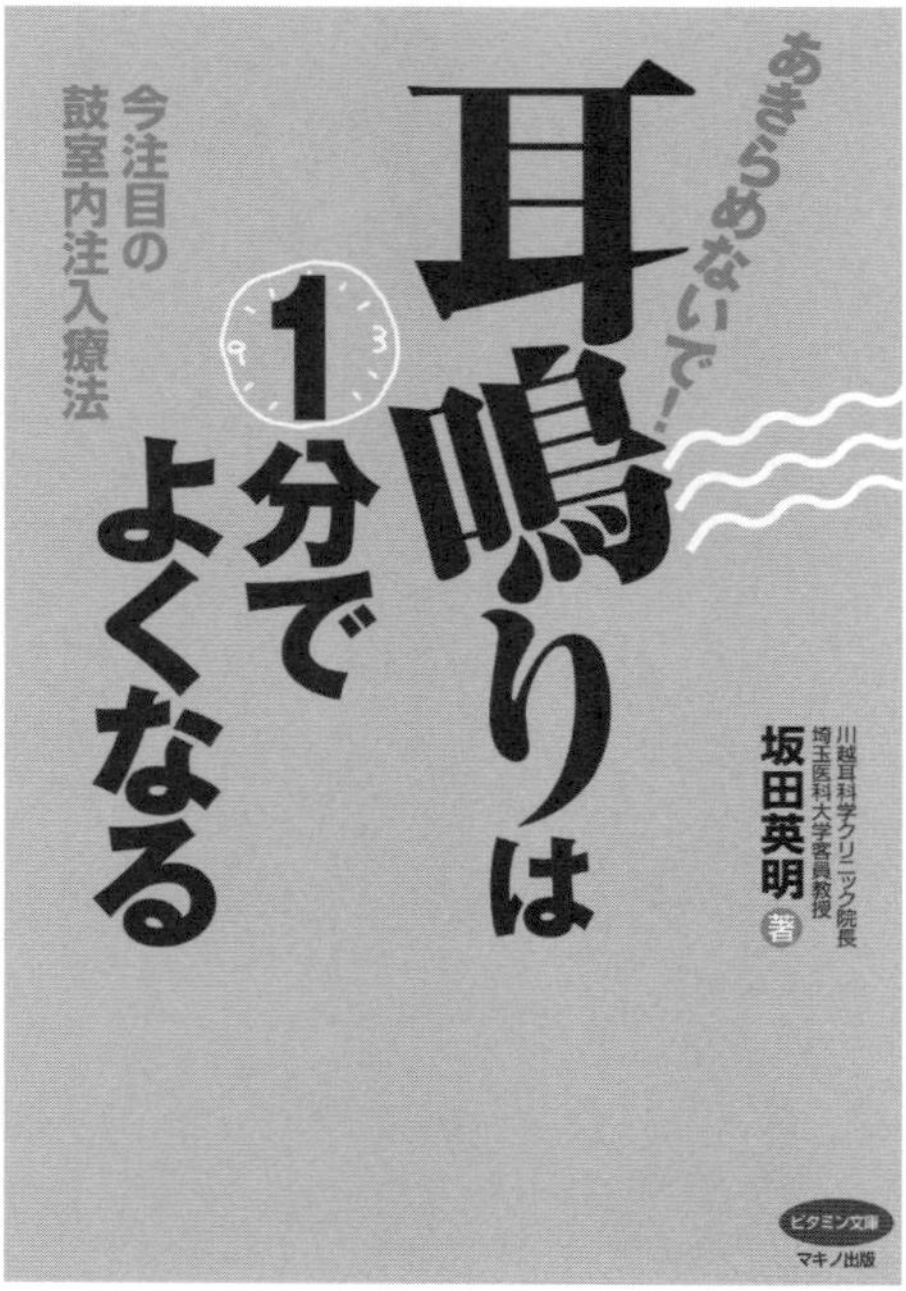

あきらめないで！耳鳴りは1分でよくなる

今注目の鼓室内注入療法

坂田英明著

定価1430円（本体1300円＋税10％）

耳鳴りにはさまざまな原因があり、原因に則した適切なケアを行えば、今ある耳鳴りの9割は小さくできる！本書では「四股踏み」などの誰にでも実行可能なセルフケアや、耳鳴りを1分でよくする「鼓室内注入療法」などの最新治療を、耳鼻科専門医である著者がわかりやすく紹介。まさに耳鳴り治療の決定版ともいうべき一冊の登場に、各界が注目。

株式会社マキノ出版　販売部
〒101-0062 東京都千代田区神田駿河台 2-9 KDX 御茶ノ水ビル３F ☎03-3233-7816
お近くに書店がない場合は「ブックサービス」（☎0120-29-9625）へご注文ください。

マキノ出版の好評既刊

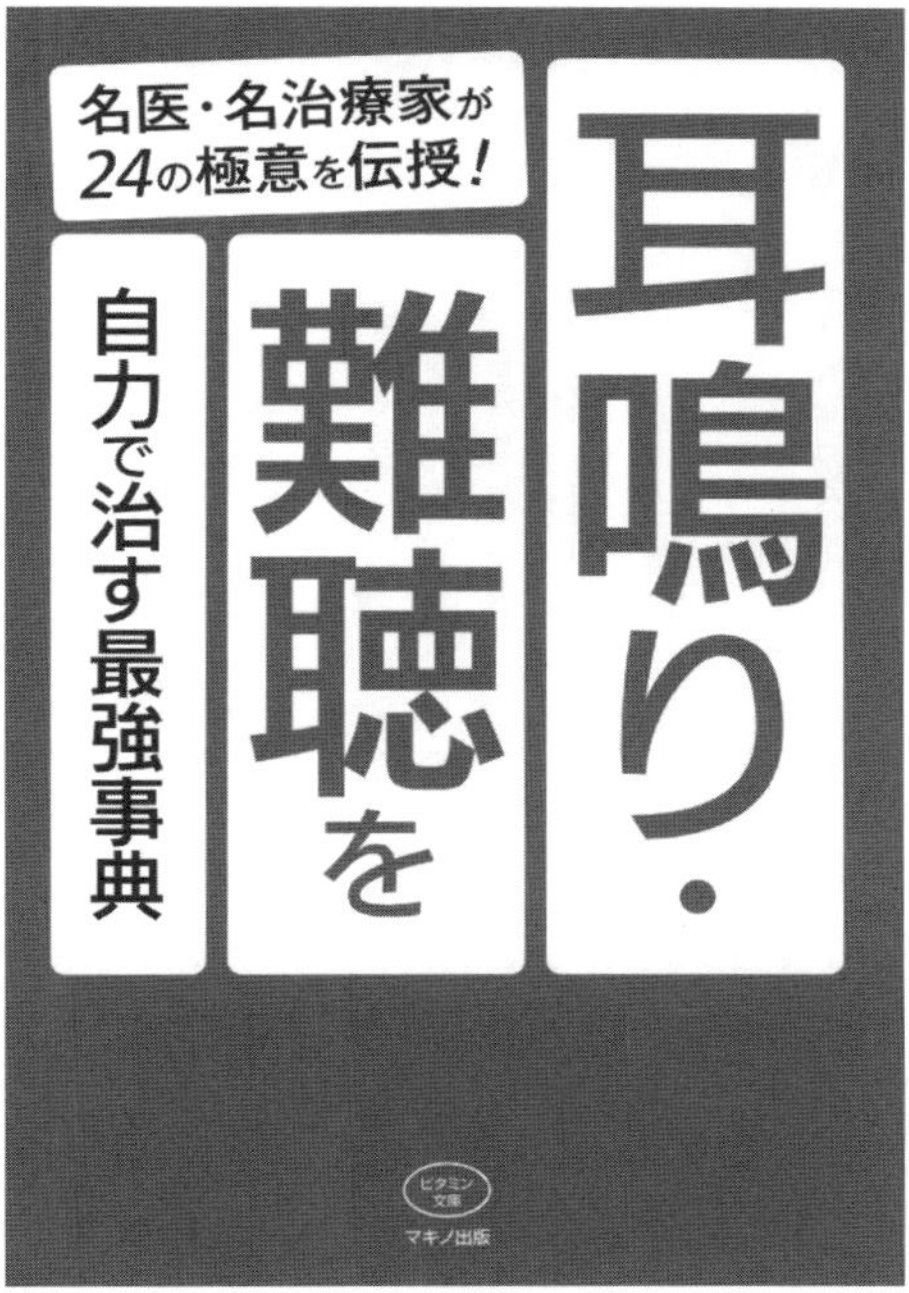

耳鳴り・難聴を自力で治す最強事典

名医・名治療家が24の極意を伝授!

マキノ出版編

定価１４３０円（本体１３００円＋税10％）

キーン、ジージー、ゴーッなど常に異音を感じる耳鳴り。そして、高い音や低い音が聞こえにくくなる難聴。この２大疾患に対し、改善例２６００超の「首の筋もみほぐし」、聴力が2倍にアップする「耳ひっぱり」、低音性難聴に特効の「水飲み療法」、耳閉感が5分で改善する「ハチの羽音呼吸法」など、日々の生活で手軽に続けられる手法だけを厳選した一冊。

株式会社マキノ出版　販売部
〒 101-0062 東京都千代田区神田駿河台 2-9 KDX 御茶ノ水ビル３F ☎ 03-3233-7816
お近くに書店がない場合は「ブックサービス」（☎ 0120-29-9625）へご注文ください。

マキノ出版の好評既刊

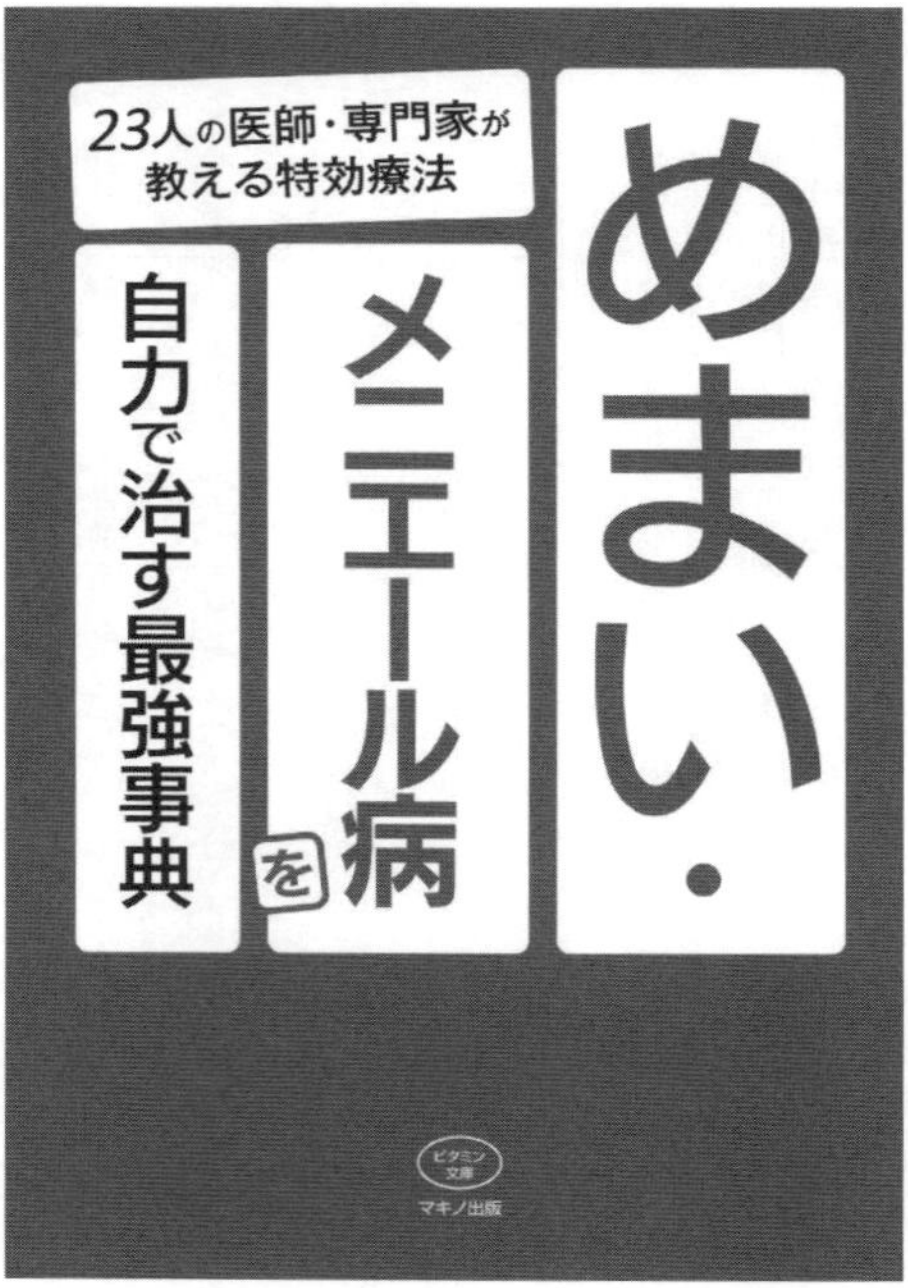

めまい・メニエール病を自力で治す最強事典

23人の医師・専門家が教える特効療法

マキノ出版編

定価１４３０円（本体１３００円＋税10％）

「外出が怖くない！」「仕事に復帰できた！」「旅行にも行けた！」……23人の医師・専門家が教える特効療法を大公開！5万人を治した専門医直伝の「寝返り体操」、小脳に働きかける「めまいリハビリ」、平衡感覚の乱れが直る「ショウガ紅茶」など、日々の生活で手軽に続けられる手法だけを厳選。この一冊で、グルグル、フワフワ、クラクラを解消できる！

株式会社マキノ出版　販売部
〒101-0062 東京都千代田区神田駿河台 2-9 KDX 御茶ノ水ビル３F ☎03-3233-7816
お近くに書店がない場合は「ブックサービス」（☎0120-29-9625）へご注文ください。